AF361092

BIBLIOTHÈQUE MÉDICALE

FONDÉE PAR MM.

J.-M. CHARCOT et G.-M. DEBOVE

DIRIGÉE PAR M.

G.-M. DEBOVE

Membre de l'Académie de médecine,
Professeur à la Faculté de médecine de Paris,
Médecin de l'hôpital Andral.

BIBLIOTHÈQUE MÉDICALE CHARCOT-DEBOVE

VOLUMES PARUS DANS LA COLLECTION

V. Hanot. La Cirrhose hypertrophique avec ictère chronique.

G.-M. Debove et **Courtois-Suffit**. Traitement des pleurésies purulentes.

J. Comby. Le Rachitisme.

Ch. Talamon. Appendicite et Pérityphlite.

G.-M. Debove et **Rémond** (de Metz). Lavage de l'estomac.

J. Seglas. Des Troubles du langage chez les aliénés.

A. Sallard. Les Amygdalites aiguës.

L. Dreyfus-Brissac et **I. Bruhl**. Phtisie aiguë.

P. Sollier. Les Troubles de la mémoire.

De Sinety. De la Stérilité chez la femme et de son traitement.

G.-M. Debove et **J. Renault**. Ulcère de l'estomac.

G. Daremberg. Traitement de la Phtisie pulmonaire. 2 vol.

Ch. Luzet. La Chlorose.

E. Mosny. Broncho-Pneumonie.

A. Mathieu. Neurasthénie.

N. Gamaleïa. Les Poisons bactériens.

H. Bourges. La Diphtérie.

Paul Blocq. Les Troubles de la marche dans les maladies nerveuses.

P. Yvon. Notions de pharmacie nécessaires au médecin. 2 vol.

L. Galliard. Le Pneumothorax.

E. Trouessart. La Thérapeutique antiseptique.

Juhel-Rénoy. Traitement de la fièvre typhoïde.

J. Gasser. Les Causes de la fièvre typhoïde.

G. Patein. Les Purgatifs.

A. Auvard et **E. Caubet**. Anesthésie chirurgicale et obstétricale.

L. Catrin. Le Paludisme chronique.

Labadie-Lagrave. Pathogénie et traitement des néphrites et du mal de Bright.

E. Ozenne. Les Hémorroïdes.

Pierre Janet. État mental des hystériques. — Les Stigmates mentaux.

H. Luc. Les Névropathies laryngées.

R. du Castel. Tuberculoses cutanées.

J. Comby. Les Oreillons.

Chambard Les Morphinomanes.

J. Arnould. La Désinfection publique.

Achalme. Érysipèle.

P. Boulloche. Les Angines à fausses membranes.

E. Lecorché. Traitement du diabète sucré.

Barbier. La Rougeole.

M. Boulay. Pneumonie lobaire aiguë. 2 vol.

A. Sallard. Hypertrophie des amygdales.

Richardière. La Coqueluche.

G. André. Hypertrophie du cœur.

E. Barié. Bruits de souffle et bruits de galop.

L. Galliard. Le Choléra.

Polin et **Labit**. Hygiène alimentaire.

Boiffin. Tumeurs fibreuses de l'utérus.

E. Rondot. Le Régime lacté.

Ménard. Coxalgie tuberculeuse.

F. Verchère. La Blennorrhagie chez la femme. 2 vol.

F. Legueu. Chirurgie du rein et de l'uretère.

P. de Molènes. Traitement des affections de la peau. 2 vol.

Ch. Monod et **J. Jayle**. Cancer du sein.

P. Mauclaire. Ostéomyélites de la croissance.

Blache. Clinique et thérapeutique infantiles. 2 vol.

A. Reverdin (de Genève). Antisepsie et Asepsie chirurgicales.

Louis Beurnier. Les Varices.

G. André. L'Insuffisance mitrale.

Guermonprez (de Lille) et **Bécue** (de Cassel). Actinomycose.

P. Bonnier. Vertige.

J.-B. Duplaix. Des Anévrysmes.

De Grandmaison. La Variole.

Paul Rodet et **C. Paul**. Traitement du lymphatisme.

POUR PARAITRE PROCHAINEMENT

Legrain. Microscopie clinique.

H. Gillet. Rythmes des bruits du cœur (physiologie et pathologie).

G. Martin. Myopie, Hyperopie, Astigmatisme.

Garnier. Chimie médicale. 2 vol.

A. Courtade. Anatomie, physiologie et séméiologie de l'oreille.

Robin Ruptures du cœur.

A. Martha. Des Endocardites aiguës.

Pierre Achalme. Immunité.

J. Comby. L'Empyème pulsatile.

Ferrand. Le Langage, la Parole et les Aphasies.

Lecorché. Traitement de la goutte.

J. Arnould. La Stérilisation alimentaire.

E. Périer. Hygiène alimentaire des enfants.

J. Garel. Rhinoscopie.

M. Bureau. Les Aortites.

Chaque volume se vend séparément. Relié : **3 fr. 50**

TRAITEMENT

HYDROTHÉRAPIQUE, CLIMATIQUE ET THERMAL

DU

LYMPHATISME

ET DE LA

SCROFULE

PAR

Constantin PAUL

Médecin de l'Hôpital de la Charité,
Professeur agrégé à la Faculté de Médecine,
Membre de l'Académie de Médecine.

ET

Paul RODET

Directeur de l'Établissement hydrothérapique d'Auteuil,
Rédacteur en chef des *Archives générales d'Hydrologie*.

AVEC 6 FIGURES DANS LE TEXTE

PARIS

RUEFF ET Cⁱᵉ, ÉDITEURS

106, BOULEVARD SAINT-GERMAIN, 106

1894

PRÉFACE

Le traitement du lymphatisme et de la scrofule n'étant pas décrit dans les traités didactiques, nous avons pensé être utiles aux médecins en le leur présentant de la façon la plus pratique et la plus concise à la fois.

Nous envisageons d'abord le tempérament lymphatique, qui n'est pas encore la maladie, mais qui est le terrain sur lequel elle se développera. Puis nous passons en revue les différentes manifestations du lymphatisme en indiquant, pour chacune d'elles, le traitement qui doit lui être appliqué. Comme le terme de scrofule et par suite celui de scrofulide ont disparu de la terminologie médicale, nous avons remplacé ce dernier par celui de lymphatide *qui répond au même ordre d'idées.*

Dans une autre partie, nous énumérons les différentes stations climatiques où l'on doit adresser les sujets lymphatiques selon la catégorie à laquelle ils appartiennent. Nous insistons surtout sur le traitement climatique marin qui donne des résultats si remarquables. A côté de celui-ci nous exposons le traitement balnéaire marin, qui pourrait à la rigueur être considéré comme traitement salin. Mais les deux facteurs : air marin et eau de mer, sont si intimement unis qu'il est impossible de les séparer.

Pour compléter cette question, nous avons énuméré toutes les stations où il existe des sanatoria maritimes, en spécifiant les conditions dans lesquelles les enfants pourraient y être reçus.

Le traitement hydrominéral forme un des chapitres les plus importants en raison des résultats vraiment remarquables qu'il donne. Nous nous sommes attachés à détailler, pour chaque station, les ressources que les malades y trouveront.

Nous terminons par un chapitre où nous présentons les indications de l'hydrothérapie et les résultats qu'on peut en attendre.

Comme conclusion, nous avons essayé de résumer sous forme de propositions très générales les grandes indications qui pourront servir de guide pour diriger les malades vers telle ou telle station.

Cet exposé d'une thérapeutique très spéciale et peu connue n'a été écrit que dans le seul but de répandre parmi le public médical des procédés de traitement toujours utiles et souvent héroïques.

Constantin PAUL.

Paul RODET.

INTRODUCTION

Le terme de scrofule, qui était universellement
accepté il y a une dizaine d'années, se trouve singulièrement réduit par l'interprétation donnée aux
découvertes bactériologiques récentes.

Bazin, qui a le plus contribué à donner une
classification des maladies chroniques, les divisait
en quatre classes : 1° les maladies constitutionnelles; 2° les cachexies; 3° les diathèses; 4° les
névroses.

C'est dans la classe des maladies constitutionnelles
qu'il plaçait la scrofule; cette affection, qui paraît
n'être que le développement exagéré du lymphatisme, est bien en réalité une maladie de la constitution; c'est le retard ou l'arrêt dans la nutrition
normale de l'enfance, comme la chlorose est un
arrêt du développement de la puberté. Les diathèses

et les maladies constitutionnelles diffèrent, en effet, par les caractères suivants Tandis que les diathèses se caractérisent par l'uniformité du processus pathologique dans tous les organes, les maladies constitutionnelles offrent les particularités suivantes : elles ont une évolution dans laquelle elles attaquent d'abord les organes superficiels, puis peu à peu les organes plus profondément situés, et enfin les viscères.

En outre, à mesure que ces lésions changent d'organe, elles changent de processus pathologique. Enfin les premières affections sont passagères et résolutives jusqu'à la restitution intégrale des tissus, et, à mesure que leur évolution s'avance, elles deviennent de plus en plus organiques. c'est-à-dire qu'elles détruisent les organes d'une manière définitive.

Cette évolution est en effet celle de la scrofule. Cependant Cruveilhier et Bazin avaient déjà remarqué que le tubercule et la scrofule peuvent coexister. De là est née une division que la bactériologie n'a fait qu'accentuer.

La scrofule est certainement un terrain propre au développement de la tuberculose, mais elle doit en être distinguée.

Il a été en effet démontré que ce que l'on englobait sous le terme de scrofule devait être attribué d'une part au lymphatisme, d'une autre à la syphilis héréditaire, et pour la plus grande part à la tuberculose.

Une discussion très importante a eu lieu à cet égard, en 1851, à la Société médicale des hôpitaux, à l'occasion d'un travail de M. Grancher. Il a été démontré que les affections osseuses rapportées jusqu'alors à la scrofule sont en réalité pour la plupart, si ce n'est toutes, des manifestations de la tuberculose.

En effet, la clinique a montré que ces lésions renferment le bacille de Koch. Ce qui fait que ces lésions ne peuvent pas être considérées simplement comme scrofuleuses, mais bien comme tuberculeuses, c'est qu'elles ont pour caractère d'être inoculables aux animaux ; de plus, elles deviennent infectieuses et peuvent envahir l'organisme tout entier d'un animal parfaitement sain. En effet, MM. Martin, Cornil et Leloir ont pu obtenir des inoculations positives, et M. Leloir en particulier a pu préciser des détails opératoires propres à faire réussir presque à coup sûr les inoculations. C'est là en effet, avec les idées courantes, un argument puissant pour rapporter à la tuberculose des lésions

qu'on attribuait jusque-là à la scrofule. Ce caractère
n'est pourtant pas absolu, car il conduirait à confondre dans une même classe la diathèse purulente
et toutes les maladies dans lesquelles il survient de
la suppuration.

Nous avons donc renoncé à décrire comme scrofuleuses les lésions dans lesquelles se rencontre le
bacille de Koch.

D'autres raisons nous y ont encore engagé. C'est
qu'on connaît aujourd'hui un grand nombre de
tuberculoses locales sans infection générale, qui
ressortent plus particulièrement de la thérapeutique chirurgicale. Enfin les lésions viscérales
accompagnées de bacilles appartiennent bien
plus à la thérapeutique des maladies tuberculeuses.

Nous avons dû nous borner par conséquent au
traitement des maladies lymphatiques proprement
dites et de celles qui appartiennent aux deux premières périodes de la scrofule de Bazin.

A propos de chacune de ces affections le médecin
trouvera toutes les ressources que lui offrent
l'hygiène, la climatothérapie, l'hydrothérapie, les
bains de mer et les eaux minérales.

Nous nous sommes attachés surtout à fournir au médecin les renseignements les plus précis sur les divers modes de traitement qui existent dans chaque station et sur les résultats qu'on y obtient. Grâce à cela, on ne sera pas exposé à envoyer des malades atteints de coryza ou d'ophtalmie dans une station où il n'existe pas d'installations propres au traitement de ces affections.

TABLE ANALYTIQUE

FIN DE LA TABLE ANALYTIQUE.

LYMPHATISME

Le lymphatisme n'est pas, à proprement parler, une maladie. Bien plus, on pourrait dire que pendant l'enfance il constitue chez beaucoup de sujets une phase de l'évolution de l'individu et qu'il est, en réalité, un état normal mais transitoire.

A cette période de l'existence qui représente les premières années de la vie, on observe, ainsi que le fait si bien remarquer M. Leloir, une dilatation constante des espaces lymphatiques situés dans le derme et l'hypoderme. Les troncs faisant suite à ces espaces charrient de la lymphe en plus grande quantité, ils se dilatent. Les ganglions auxquels ils aboutissent s'hypertrophient. Cette dilatation, cette hypertrophie du système lymphatique, caractérisées cliniquement par une bouffissure générale du tissu cellulaire et un engorgement des ganglions, disparaissent ordinairement au bout de quelques années.

TEMPÉRAMENT LYMPHATIQUE

Lorsque cette disparition se produit, tout rentre dans l'ordre. Mais au contraire, lorsque ces engorgements persistent, alors le tempérament lymphatique est constitué. Ce n'est pas encore un état pathologique, à proprement parler. mais c'est une prédisposition à des influences morbides spéciales. dont il est très important pour le médecin de savoir reconnaître la nature. Le tempérament lymphatique doit donc être considéré comme une sorte de sentinelle d'avant-garde qui nous fera soupçonner que l'enfant qui en est affligé est prédisposé à la tuberculose. Aussi est-il de la plus haute importance de bien savoir quels sont les signes extérieurs qui permettent à un œil exercé de reconnaître immédiatement l'existence de la tare contitutionnelle qui prend dans l'enfance le masque du lymphatisme pour se révéler ensuite dans l'âge adulte sous sa véritable face, avec le grand et effroyable cortège qui accompagne les diverses manifestations de la tuberculose.

Nous allons donc examiner quels sont les caractères généraux du tempérament lymphatique et nous chercherons ensuite à les grouper tous sous deux chefs principaux qu'on pourra considérer comme les deux types bien tranchés.

CARACTÈRES GÉNÉRAUX. — Les sujets lymphatiques sont souvent gros; étant enfants. ils sont bouffis, mais si l'on palpe leur corps, on constate que les chairs sont flasques, sans résistance. Leur ventre est volumineux, mais c'est un embonpoint de mauvais aloi, et le public ne s'y trompe pas, il appelle cela de la *mauvaise graisse*.

L'habitus extérieur révèle dans les formes du corps un défaut d'harmonie qui frapperait l'œil le moins exercé. Ainsi. la tête sera beaucoup trop grosse ou beaucoup trop petite pour le corps qui la supporte. De même les membres seront trop longs ou trop courts. La taille peut présenter les variations les plus grandes. Elle peut être ou extrèmement grande ou très petite, ce qui fait qu'on peut dire sans crainte de se tromper que les nains et les géants sont des sujets lymphatiques. Chez les filles, les seins présentent souvent un développement précoce.

Cette disproportion dans l'harmonie des formes extérieures fait que ces individus paraissent, dans l'enfance, beaucoup plus âgés qu'ils ne le sont et qu'au contraire dans l'âge adulte ils semblent plus jeunes.

Le développement exagéré des organes lymphatiques se manifeste surtout dans le système cutané. Aussi, les modifications dans le fonctionnement de la peau sont très intéressantes à étudier. D'une façon générale on peut dire tout d'abord qu'elle fonctionne mal, que la circulation sanguine y est très ralentie, ce qui fait qu'elle réagit très difficilement et qu'au toucher elle donne une sensation de moiteur froide. Ce défaut de calorification a encore une autre conséquence, c'est que sous l'influence du moindre courant d'air, du plus léger refroidissement, du plus petit abaissement de température auxquels tout autre individu resterait insensible, on voit chez le lymphatique la peau du visage et des mains prendre un aspect marbré, violacé, noir bleuâtre, très caractéristique. Ce sont des gens qui ont toujours les extrémités « gelées » et qui, par suite, sont toujours frileux. Ils ont beau se réchauffer, dès qu'ils se retrouvent exposés au froid extérieur, ils sont incapables de fournir la chaleur nécessaire pour lutter contre lui. Aussi ont-ils toujours des engelures soit aux mains, soit aux pieds.

Cet état d'atonie de la circulation sanguine périphérique a encore pour résultat de donner à la peau une sensibilité spéciale en même temps qu'une résistance absolument nulle. Ainsi le moindre attouchement, la plus faible pression détermine chez ces individus une douleur qui serait comparable à celle d'une forte contusion chez des sujets robustes. La peau présente si peu de vitalité que, chez les petites filles à qui l'on a percé les oreilles pour leur mettre des boucles d'oreilles, le simple poids de celles-ci détermine peu à peu une fente verticale du lobule qui le séparerait en deux si l'on n'enlevait pas le bijou. On peut ainsi percer le lobule en divers endroits et le même fait se reproduit chaque fois. A côté de cela, la dilatation exagérée des vaisseaux lymphatiques superficiels et profonds, jointe à la mollesse des tissus gorgés de lymphe, rendra compte de la facilité avec laquelle se font les vergetures quand la peau aura été distendue soit par une croissance trop rapide, soit par une maladie, soit par la grossese. Les érosions cutanées seront pour les bacilles de vraies portes d'entrée où ceux-ci trouveront immédiatement un terrain tout préparé pour leur développement. On comprendra également que cet état de la peau favorise les affections cutanées catarrhales et par suite les engorgements ganglionnaires.

« C'est ainsi qu'on voit chez ces individus la lèvre supérieure hypertrophiée par suite d'un œdème mou qui tend à devenir dur. Ce qui est également

très constant, c'est l'existence d'éruptions qui,
si elles ne sont pas des éruptions lymphatiques
proprement dites, se rencontrent particulièrement
chez les sujets atteints de ce tempérament. Ce sont
des impétigos chroniques localisés au pourtour des
orifices muqueux; eczémas chroniques, en particulier les eczémas fortement suintant et non prurigi-
neux siégant derrière les oreilles, autour des yeux,
du nez et s'accompagnant d'engorgements ganglionnaires; la cyanose et les engelures des extrémités,
les rhinites aiguës ou chroniques; les angines catarrhales, surtout l'angine catarrhale superficielle
d'Hamilton et l'angine mûriforme; certaines otor-
rhées, blépharites ou conjonctivites chroniques et en
particulier la conjonctivite phlycténulaire; certaines acnés polymorphes; les poussées érysipélatoï-
des blanches dites des strumeux; la tendance aux
adénopathies torpides survenant sous l'influence de
la moindre excoriation des téguments. Toutes ces
affections se rencontrent bien, il est vrai, chez des
sujets nullement lymphatiques, mais le lymphatisme est un terrain qui prédispose à leur apparition. Ce qui caractérise le tempérament lymphatique,
c'est la coexistence de la plupart de ces affections
sur un même sujet et leur évolution spéciale. »
(Leloir.)

On voit donc que la caractéristique des dermatoses qu'on rencontre chez les lymphatiques c'est
qu'elles sont banales, superficielles, n'entraînant
jamais la destruction des tissus, disparaissant complètement au bout d'un temps variable en ne lais-
sant après elle qu'un peu d'œdème mou ou dur.
C'est un terrain prédisposant à la scrofule, mais

cela n'a rien de commun avec ce que l'on appelait autrefois la scrofule.

Les fonctions de nutrition présentent un ralentissement énorme. Ainsi l'on constate une diminution très notable dans la réduction de l'oxyhémoglobine dans les tissus. Il y a également augmentation d'acide oxalique dans le sang, ainsi que dans l'urine. Gréhant et Quinquaud ont montré que la moindre résistance des sujets lymphatiques tient à la diminution de la fonction respiratoire et par suite à une oxygénation incomplète des éléments du sang et à une insuffisance des oxydations. Cela explique pourquoi il y a, chez les lymphatiques, cyanose des extrémités et tendance au refroidissement. Le défaut d'oxygénation des tissus et leur moindre résistance rend compte de la facilité avec laquelle ces sujets sont prédisposés aux catarrhes de toute espèce, aux impétigos, aux eczémas, à l'envahissement et à la pullulation des agents parasitaires. En outre, non seulement les microbes trouvent chez les lymphatiques un terrain de culture favorable, mais l'exagération des voies lymphatiques rend plus facile chez eux l'absorption des virus, des micro-organismes pathogènes en particulier, au niveau des espaces lymphatiques de la peau et des muqueuses. (Leloir.)

CARACTÈRES PARTICULIERS. — On peut distinguer deux types assez tranchés :

a. **Lymphatiques mous, torpides.** — Leur face est bouffie, d'une pâleur de cire. La lèvre supérieure est grosse, tuméfiée et donne aux traits un aspect

très caractéristique. Le nez est court, comme écrasé;
épaté à la base (vulgairement en pied de marmite),
il en résulte même une certaine étroitesse des fosses
nasales, qui, jointe à l'épaisseur des lèvres, fait
qu'en général ces sujets ont la bouche constamment
entr'ouverte, ce qui tient aussi quelquefois au développement exagéré des tissus adénoïdes du pharynx. Le menton est étalé, aplati. Le cou est gros,
déformé par des saillies glandulaires. On constate
aussi la faiblesse des muscles cervico-thoraciques
postérieurs, ce qui a pour conséquence la projection des épaules, la saillie des omoplates, l'étroitesse du thorax. Les organes génitaux externes et
internes sont caractérisés par un retard très marqué dans leur développement. Les cheveux sont
en général blonds.

Au point de vue moral, les sujets lymphatiques
torpides présentent dans leurs fonctions intellectuelles le même état d'atonie que dans leurs autres
fonctions. Ce sont des gens qui comprennent lentement et qui s'assimilent mal ce qu'ils ont compris.
On ne rencontrera jamais parmi eux de natures
primesautières ni de gens spirituels.

b. **Lymphatiques nerveux, irritatifs.** — La peau
est remarquablement blanche, rougissant très facilement, ou bien fortement colorée, mais d'une
manière inégale, par plaques disséminées, dont les
teintes foncées s'accentuent facilement sous l'influence de causes atmosphériques diverses (taches
de rousseur). Elle est en outre très fine et laisse
apercevoir les veinules qui serpentent dans le
derme. — Les joues sont d'un blanc mat ou rosées

comme celles des figurines de Sèvres. — Les sclérotiques ont une teinte bleuâtre particulière. — Les conjonctives sont humides. Les yeux présentent un aspect connu sous le nom de *tendre*. — Le regard est terne. — Les muscles sont grêles et flasques. Le poids du corps est petit eu égard au volume, ce qui tient à la faible pesanteur des os. Les dents ont le ton et presque la friabilité de la porcelaine, mais elles sont étroites et longues. Le système pileux est en général peu développé; les cheveux sont fréquemment blonds ou roux.

Les facultés intellectuelles sont assez développées. On trouve souvent parmi les sujets de ce groupe des gens spirituels, à intelligence vive, à esprit éveillé.

TRAITEMENT DU TEMPÉRAMENT LYMPHATIQUE

Ce traitement comprend :

1° L'alimentation;
2° Le vêtement ;
3° L'aération et le climat :
4° Les bains de mer et les eaux minérales.

a. RÉGIME ALIMENTAIRE. — Le régime alimentaire comprend deux indications : la qualité et la quantité des aliments.

Il ne faut pas oublier que si le *lymphatisme* est le plus ordinairement le résultat d'une alimentation insuffisante, l'alimentation trop riche fatigue les voies digestives et produit le rachitisme.

Il est reconnu par presque tous ceux qui se sont occupés du sevrage, que les enfants ne doivent prendre du bouillon et de la viande qu'à partir de l'âge de deux ans.

La tradition est d'accord avec cette prescription.

On remarquera que dans tous les pays du monde les sujets qui ont le système osseux le plus développé et forment la classe des portefaix sont des montagnards, et l'on sait que dans les montagnes, où précisément la viande et surtout la viande de boucherie est plus rare, les enfants sont élevés presque exclusivement avec du lait et des châtaignes.

En Orient, les portefaix sont presque exclusivement végétariens.

Pour les enfants lymphatiques, le régime végétarien est insuffisant, même en y joignant le lait et les œufs.

Les lymphatiques doivent manger beaucoup de pain, des tartines faites en été avec des confitures, et en hiver avec du beurre. Il faut leur donner du pain très cuit et rassis, qui est de plus facile digestion.

Il y faut joindre des œufs, du poisson et de la viande. Les corps gras leur conviennent très bien, le beurre, les graisses de volailles, les rillettes, et, en un mot, la charcuterie. Les farineux riches en légumine leur sont très bons, les pommes de terre, les haricots, les pois et les lentilles.

Aux corps gras, il faut joindre les fromages.

Il vaut mieux multiplier les repas que les faire trop copieux.

Il y faut joindre du sel un peu largement.

En un mot, il faut faire consister l'alimentation dans les amylacés, les albuminates et en particulier la graisse. Dans le cas où la croissance est trop rapide, il faut y ajouter le phosphate de chaux et l'huile de morue.

b. VÊTEMENT. — Les vêtements des enfants lymphatiques doivent se composer surtout de lainages et de coton, mais la toile leur est nuisible. Ils transpirent facilement et, la toile une fois mouillée, ils ne peuvent se réchauffer.

c. AÉRATION ET CLIMATS. — Au point de vue de l'aération, il faut éviter d'abord l'encombrement, les pièces dont l'aération est insuffisante et surtout les pièces obscures. Les rez-de-chaussée et les entresols où la lumière ne pénètre que quelques heures par jour leur sont nuisibles.

Ils ont besoin absolument de la lumière du soleil.

Au point de vue des climats, l'air salé leur convient absolument.

Si l'on est à même de disposer du séjour, on choisira pour l'été les plages fraîches, et pour l'hiver les plages chaudes.

L'air de la montagne leur est utile, mais beaucoup moins que l'air marin. Mais ici se présente une différence fondamentale dans le traitement de la *forme torpide* ou de la *forme éréthique* du lymphatisme général. Si le tempérament lymphatique torpide se trouve bien des plages du nord, où le vent domine et la mer est souvent agitée, il n'en est pas de même du *lymphatique éréthique*. Celui-ci ne supporte que les plages chaudes et les mers calmes, et mieux encore les bains chauds.

d. BAINS DE MER ET EAUX MINÉRALES. — Quant à ce

qui concerne l'emploi des sels des eaux mères il y a lieu d'établir une distinction entre ceux dont le principe dominant est le chlorure de sodium et ceux au contraire qui renferment surtout du chlorure de magnésium. Les sels à prédominance de chlorure de sodium conviennent aux lymphatiques torpides et les sels à prédominance de chlorure de magnésium aux lymphatiques éréthiques. Nous nous expliquons :

Prenons pour exemple la Compagnie des Salins du Midi; elle retire de l'eau de mer deux espèces de sels : d'abord le chlorure de sodium qui se vend pour la salaison des aliments, et quelques bromures et iodures pour la pharmacie. Mais, ces sels une fois mis à part, il reste un stock et de sels et de sels d'eaux mères qui ne contiennent plus que 50 pour 100 d'eau de combinaison et près de 50 pour 100 de chlorure de magnésium. Ce sont ces sels qui sont excellents comme toniques et comme calmants pour les lymphatiques éréthiques.

La dose des sels d'eaux mères fournis par les Salins du Midi est de 5 kilogrammes.

Ces sels renferment pour un kilo :

Bromure de sodium	21,40	pour 1000
Chlorure de sodium	11,50	—
Sulfate de magnésie	84,30	—
Chlorure de magnésium . .	882,80	—

Cette dose de 5 kilogrammes pour 250 litres forme un bain pour les adultes. Il est réduit de moitié pour les enfants.

ORDRE D'APPARITION DES MANIFESTATIONS
LYMPHATIQUES

Les manifestations du lymphatisme suivent une évolution assez bien déterminée. C'est ce que Bazin décrivait sous le nom de *scrofule primitive*.

Entre la première et la seconde dentition le lymphatisme peut débuter de deux façons :

1° Soit par une dermatose sécrétante telle que l'eczéma impétigineux, s'accompagnant d'engorgements ganglionnaires qui disparaissent avec la cause qui leur a donné naissance ;

2° Soit par une dermatose sèche telle que l'engelure, l'érythème induré, l'acné rosacée.

Plus tard, et quelquefois en même temps que ces dermatoses, apparaissent les manifestations catarrhales ou éruptives des muqueuses, telles que ophtalmies, coryza, otorrhée, etc. Par sa longue persistance et par sa nature spéciale, l'inflammation chronique des muqueuses amène la tuméfaction de ces membranes, l'épaississement du tissu cellulaire sous-muqueux ; de là l'hypertrophie des amygdales, le rétrécissement et l'oblitération de la trompe d'Eustache, des voies lacrymales, du canal nasal, ainsi que des voies urinaires, et, comme conséquences de ces dernières affections, les tumeurs et fistules lacrymales et urinaires.

Tous ces différents états morbides peuvent donner lieu à des engorgements ganglionnaires de siège variable *écrouelles*). Cependant ceux-ci peuvent s'observer aussi comme phénomène de transition du lymphatisme à la tuberculose.

LYMPHATIDES CUTANÉES ou DERMATOSES LYMPHATIQUES

Nous comprenons dans ce groupe un certain nombre d'affections cutanées que Bazin a décrites sous le nom de *scrofulides*. Cette dénomination se trouvant tombée en désuétude, puisque la scrofule a été rayée du cadre nosologique nous l'avons remplacée par celle de *lymphatide* qui répond au même ordre d'idée.

1° Les **engelures**, dont la symptomatologie est connue de tout le monde.

2° **L'érythème induré.** — On l'observe surtout chez les jeunes filles lymphatiques. Il est caractérisé par de larges plaques d'infiltration, occupant les jambes, d'un rouge vif ou livide, et qui semble être en relation avec la fatigue et le surmenage. Ces plaques deviennent parfois de véritables nodosités, semblables à celles de l'érythème noueux, qui persistent· fort longtemps (Brocq).

3° **Acné rosacée** (couperose scrofuleuse de Bazin). — Elle est caractérisée essentiellement par deux éléments : 1° une congestion chronique du visage, d'où résultent des dilatations vasculaires ; 2° par une altération des glandes cutanées, d'où production de séborrhée, d'acné inflammatoire et de toutes les conséquences de ces lésions chroniques.

4° **Eczéma impétigineux.** (*Gourmes.*) — C'est une variété d'eczéma qui présente un aspect spécial en raison du terrain lymphatique sur lequel il se développe. Ses caractères sont les suivants : le derme est rouge et tuméfié, la réaction inflammatoire est assez vive : les ganglions sont engorgés et plus ou moins douloureux ; les vésicules sont volumineuses, le suintement est abondant et donne lieu à la formation de croûtes jaunâtres, épaisses, molles.

On peut faire rentrer également dans ce groupe ce que Unna appelle eczémas tuberculeux des nourrissons. Il est caractérisé par sa localisation aux orifices muqueux de l'œil, du nez, de la bouche et des oreilles ; par la coexistence soit de kératite phlycténulaire, soit de rhinite, soit d'otorrhée ; par la formation de grosses vésicules avec œdèmes et engorgements ganglionnaires, enfin par l'absence presque constante de prurit (Brocq).

5° **Lichen polymorphe.** (*Prurigo d'Hébra.*) — C'est une affection du jeune âge qui est constituée par des papules assez volumineuses d'un blanc rosé, ayant parfois une aréole rose, souvent excoriées au sommet, et par de petites papules rouges à sommet recouvert d'une croûtelle noirâtre (*peau ansérine*). L'affection subit des poussées aiguës pendant l'hiver, et, vers le printemps, elle est extrêmement prurigineuse. Les sièges de prédilection sont la face externe des membres, le visage, rarement le tronc. L'éruption est symétrique. Elle est parfois limitée au tronc ou à l'abdomen.

6° **Acné des scrofuleux.** — Chez les lymphatiques, on observe, aux points d'élection, c'est-à-dire à la face et à la partie postérieure du thorax, la réunion de plusieurs variétés d'acné. Les formes indurées, tuberculeuses et surtout phlegmoneuses, produisent dans ces cas des altérations profondes des glandes et des tissus voisins. Elles laissent après elles des pigmentations brunâtres puis des dépressions, des cicatrices blanches groupées ou irrégulières, quelquefois kéloïdiennes. Les lésions sont parfois tellement abondantes qu'il n'y a plus un pouce de tissu sain. Tout cet ensemble d'éléments éruptifs composés d'acné ponctuée ou comédons, d'acné simple, d'acné pustuleuse, d'acné indurée, d'acné phlegmoneuse, de cicatrices à toutes les périodes de leur évolution, constitue une éruption vraiment spéciale et caractéristique à laquelle on a donné le nom d'*acné polymorphe des scrofuleux*.

TRAITEMENT DES LYMPHATIDES CUTANÉES

EAUX SALINES

BEX (Suisse). — On donne seulement des bains salés additionnés d'eaux mères. Les manifestations cutanées disparaissent généralement en six semaines.

LOUÈCHE (Suisse). — On fait prendre des bains de 34 à 36 degrés pendant 3 à 6 heures par jour, selon la susceptibilité du malade. Les premiers bains ont pour effet de détacher les croûtes. C'est à ce moment qu'il faut surveiller l'irritation stimulante autant que possible, la précipiter ou la ralentir en augmentant plus ou moins la durée des bains.

LA MER. — Les affections de la peau, de même que celles des yeux, ont été pendant longtemps exclues du traitement marin. Aujourd'hui on tend à revenir un peu sur cette exclusion. Cazin rejette toutes les dermatoses sécrétantes. Van Merris est moins absolu. Il croit que, dans ces cas, les bains à la lame étant les plus excitants ne doivent être donnés qu'avec une certaine réserve et même qu'il vaut mieux s'en abstenir complètement dans les affections sécrétantes. De même, on devra donner moins de bains que dans les autres affections et laisser plusieurs jours d'intervalle, toutes les fois qu'il se produira une petite poussée inflammatoire. Quant à l'emploi local de l'eau de mer sous forme de compresses, il faudra être encore plus réservé à cet égard. En revanche ce qui peut être favorable, c'est le bain d'air marin, c'est le séjour au bord de la mer.

SALIES-DE-BÉARN. — On commencera par des bains salés d'une intensité faible au début pour s'élever graduellement jusqu'au bain entier. Avant chaque bain, lorsque la tête sera rasée, on la lavera ainsi que la face avec de l'eau salée chaude de façon à ramollir et détacher les croûtes, puis on y applique de la poudre d'amidon boriquée.

Au bout de quelques jours l'amélioration est considérable et une trentaine de bains suffisent pour amener la guérison.

SALINS. — On devra abaisser la température du bain et on ajoutera de l'amidon à l'eau. Pendant les premiers temps, on fera bien de recouvrir les parties atteintes avec du taffetas gommé, si le contact de l'eau faisait éprouver un trop vif sentiment de cuisson; puis, cette sensation s'émoussant peu à peu, l'action topique des eaux devient nécessaire pour modifier l'état morbide.

On fait en outre pratiquer avec l'eau du bain des lotions sur la face et le cuir chevelu, s'il y a des éruptions.

Sous ces influences le prurit cesse, la peau qui était sèche et aride devient molle et souple. elle se dépouille des croûtes qui la recouvraient; une surface rouge apparaît. remplacée bientôt elle-même par la couleur naturelle.

EAUX SULFUREUSES

BARÉGES. — Les lymphatides sont un des triomphes de la station. On emploie contre elles un traitement général et local.

CHALLES. — On emploie surtout les douches pulvérisées, les lotions et fomentations. Les résultats obtenus sont très rapides. En trois ou quatre jours, on voit des eczémas anciens se nettoyer, puis dessécher. On associe généralement le traitement interne.

Un des effets importants à noter, c'est l'apaisement des démangeaisons dans les affections prurigineuses

URIAGE. (*Eczéma.*) — Le traitement principal consistera en bains généraux. Si les enfants sont très jeunes, il faudra souvent mitiger les bains avec de l'eau douce, diminuer leur durée et laisser de temps en temps des jours de repos. C'est dans ces cas qu'on fait faire deux demi-saisons séparées par un intervalle de deux ou trois semaines.

En outre on donne l'eau en boisson à dose laxative.

Quand il y a du prurit, l'application de compresses imbibées d'eau sulfureuse est un excellent moyen de le calmer.

Le traitement local varie suivant le siège de l'eczéma. S'il occupe un des organes de la face ou de la tête, on emploie la pulvérisation sous forme de douches pulvérisées de trente à quarante minutes de durée, qui sont très bien supportées par les malades.

La forme impétigineuse est celle qui guérit le mieux.

Acné rosacée. — Outre le traitement général, on fait des douches pulvérisées de quarante, quarante-cinq minutes et même une heure. On n'observe jamais de poussée dans ces conditions. Par l'action prolongée de la douche on évite toute espèce de réaction et sous l'influence de la désanguinification des vaisseaux dilatés de la face, on peut obtenir, dans le cas où le calibre vasculaire n'a pas encore atteint de trop grandes proportions, un degré réel de resserrement des vaisseaux.

Lychen polymorphe. — Les bains généraux amènent toujours une amélioration, à condition qu'ils soient très prolongés et que le traitement dure plus d'un mois.

Saint-Gervais. — Quand la maladie est encore un peu aiguë, s'il y a quelques symptômes d'irritation, on prescrit pendant quelques jours de l'eau de la source Goutard, le matin à jeun, à dose purgative, c'est-à-dire par dose fractionnée et par intervalles espacés, un à deux verres pour les enfants, deux à trois pour les adultes. En même temps on donne un demi-verre de l'eau sulfureuse du Torrent avant chacun des principaux repas.

Dès que les symptômes d'irritation ont disparu, on se borne exclusivement à l'eau sulfureuse, que l'on donne à la même dose que la précédente.

Les bains seront pris pendant vingt à trente minutes pour les adultes et dix à quinze pour les enfants. Il faut avoir soin de ne pas dépasser ces limites, sous peine d'obtenir des effets excitants que l'on ne recherche pas.

Quand l'eczéma siège aux parties découvertes : tête, face, mains, on donne, pendant quelques minutes seulement, des douches d'eau pulvérisée.

EAU SULFATÉE CALCIQUE

Aulus. — On fait exclusivement usage d'eau minérale en boisson à dose laxative et diurétique, qui peut aller jusqu'à 5 à 6 litres par jour dont les deux tiers sont ingérés le matin et le reste l'après-midi.

On proscrit les bains qui augmentent les démangeaisons et l'irritation cutanée. On les réserve pour des cas bien déterminés, par exemple lorsqu'il s'agit d'exciter la vitalité d'une plaie atonique.

Au bout de vingt-cinq jours environ les surfaces eczémateuses sont séchées et la guérison ne s'obtient qu'un mois environ après le traitement.

LYMPHATIDES DES MUQUEUSES

Le lymphatisme imprime aux manifestations catarrhales les caractères particuliers suivants, que nous allons exposer brièvement.

Longue durée et ténacité, tendance à la suppuration, engorgement, induration des tissus sous-jacents, production de granulations, de fongosités, de végétations verruqueuses ou polypeuses à la surface des membranes enflammées, retentissement de l'inflammation sur les ganglions lymphatiques voisins des organes atteints.

Le catarrhe lymphatique est le plus souvent chronique d'emblée.

Une fois établie, la lymphatide reste stationnaire avec des rémissions ou des exacerbations qui ont lieu vers le soir.

Quelquefois le lymphatisme débute par une forme catarrhale, mais le plus souvent celle-ci est précédée de gourme.

La terminaison habituelle de ce catarrhe est la résolution, mais cela arrive toujours au bout d'un temps très long, quelquefois brusquement sans qu'on puisse expliquer le fait, mais elle laisse souvent après elle des taches cicatricielles sur la muqueuse ou un épaississement du tissu sous-muqueux qui amènent un rétrécissement des cavités que tapisse la muqueuse. Celles de ces membranes qui sont le plus souvent atteintes sont, par ordre de fréquence: la conjonctive, la pituitaire, les membranes auriculaires, la muqueuse de l'arrière-bouche, la muqueuse génito-urinaire.

TRAITEMENT GÉNÉRAL

La mer. — *Mode d'action immédiat et éloigné du traitement marin sur les lymphatides des muqueuses en général* (Van Merris).

Cette action est double :

1° *Locale*.—Elle tonifie les muqueuses, diminue les flux et les fait disparaître. C'est ainsi qu'agissent les fomentations d'eau de mer sur les yeux, les aspirations et irrigations sur les fosses nasales, sur l'oreille, la vulve, etc.... La respiration continue de l'air marin n'y est peut-être pas étrangère : car, au bout de très peu de temps, on voit cette influence s'étendre à la muqueuse bronchique, dont le flux catarrhal ne tarde pas à s'épuiser.

2° *Générale*. — C'est le mode d'action principal : c'est à lui qu'est dévolue l'influence reconstituante de la médication. Souvent, en effet, on voit ces enfants atteints de coryza, d'ophtalmie, d'angine en même temps que de bronchite chronique, s'améliorer rapidement et se guérir même par un séjour de deux à trois mois à la mer. Puis arrive l'hiver, qui ramène avec lui le cortège de tous les accidents habituels. Seulement les parents et les médecins remarquent que ces accidents si tenaces, qui résistaient auparavant à toutes les médications, reviennent alors avec une intensité bien moindre et guérissent cette fois par le simple secours de la thérapeutique nouvelle. Une nouvelle saison à la mer accentue le retour à la santé normale et tout finit par disparaître.

MALADIES DU NEZ

Coryza. — Le coryza de nature lymphatique date souvent de la première enfance. Le malade mouche beaucoup, au point de saigner du nez, en général plus l'hiver que l'été. Les sanies sanguinolentes, purulentes, quelquefois avec parcelles osseuses, ont à cette saison une odeur plus forte et même fétide. En hiver il y a souvent écoulement spontané de sanies par l'orifice nasal antérieur, se reproduisant surtout quand le malade baisse la tête, quelquefois par l'orifice postérieur. Il y a une douleur sourde à la racine du nez, souvent dans toute la tête surtout après un travail prolongé. Cette douleur n'a pas le caractère névralgique.

Souvent il y a une rougeur érysipélateuse autour du nez. La muqueuse des cornets est hypertrophiée, rougeâtre et présente de petites ulcérations blafardes, situées très haut et recouvertes de croûtes.

Celles-ci obstruent les narines, gênent la respiration et donnent à la voix un caractère nasonné.

Elles arrivent même à intercepter presque complètement le passage de l'air, c'est ce qui fait que les malades tiennent presque constamment la bouche ouverte. Ce fait seul suffit souvent à reconnaître un lymphatique à distance.

Le pourtour du nez est érythémateux et souvent le siège d'un eczéma impétigineux, dont les produits de sécrétion joints à ceux de la pituitaire déterminent l'ulcération du sillon naso-labial et celle de la lèvre supérieure. Chez certains malades l'hyperémie de la pituitaire s'accompagne d'une rougeur érysipélateuse du bout du nez, comme s'il y avait une

engelure. Généralement on observe du gonflement
des ganglions sous-maxillaires et parotidiens.

Souvent l'inflammation gagne la cavité naso-
pharyngienne, ce qui détermine, surtout le matin, une sensation d'embarras, de gêne parfois très
grande, répondant à l'orifice postérieur des fosses
nasales. Les mucosités, souvent très adhérentes, ne
peuvent être expulsées qu'avec de grands efforts,
un ensemble de reniflements, de toux, d'expuitions,
entrecoupés par de brusques et profondes inspirations, c'est une sorte de raclement qui provoque
quelquefois des efforts de vomissements (Doyon).

Ozène. — Pendant longtemps on a donné le nom
d'ozène tantôt au symptôme lui-même, tantôt à la
maladie dont il était la manifestation.

Aujourd'hui l'on doit réserver ce terme à la
mauvaise odeur spéciale, à la fois douceâtre et pi-
quante, pénétrante et nauséeuse, se rapprochant de
celle de la punaise écrasée, de celle des sueurs fétides des pieds et de celle de certains fromages
avariés. Elle résulte de l'altération des sécrétions
nasales spéciale à une variété de rhinite dite *rhinite
atrophiante fétide*. Ses relations avec le lymphatisme sont des plus contestables. M. Ruault ajoute
même que « la diathèse scrofuleuse ne modifie en
rien la *nature* de la maladie ».

A l'époque où l'on englobait sous le nom de
scrofule des affections liées soit à la syphilis, soit
à la tuberculose, soit au lymphatisme, on pouvait à
la rigueur admettre un ozène scrofuleux, mais
aujourd'hui où l'on a séparé très nettement toutes
les affections dites scrofuleuses, il est impossible

de ranger la rhinite atrophiante fétide parmi les manifestations du lymphatisme. Nous n'avons donc pas à nous en occuper.

Le traitement du **coryza** étant essentiellement local et constitué par des irrigations nasales, nous allons indiquer comment on doit procéder pour faire ces irrigations, quelle que soit la nature du liquide employé.

MANIÈRE DE PRATIQUER L'IRRIGATION NASALE

Posture du malade. (1) — Il faut laisser les malades debout. la tête penchée en avant, de manière que les narines occupent la partie la plus déclive des fosses nasales. On utilise de cette manière la pesanteur. qui accélère le courant de sortie dans la fosse nasale parcourue par une veine liquide récurrente.

C'est la pratique que l'on doit suivre dans les établissements d'eaux minérales.

Appareil pour faire l'irrigation. — A cet égard rien n'a été fait de mieux que le siphon de Thomas Weber. Il se compose d'un tube en caoutchouc de 1^m,50, d'un petit tube recourbé, en cuivre ou en caoutchouc durci, qui s'appliquera sur le bord du récipient et d'un tube de caoutchouc de 20 centimètres de long destiné à plonger dans le liquide. Enfin l'extrémité nasale du tube se termine par une ampoule comme dans l'appareil de Weber. avec cette différence que M. Fauvel a remplacé l'ampoule de corne par une ampoule de verre. M. Alvin a muni ces appareils d'un robinet: cela peut être très utile dans un établissement public. comme un établissement ther-

---

1. CONSTANTIN PAUL. — Note sur l'irrigation nasale (*Bulletin de thérapeutique*. 1875).

mal, mais dans la pratique privée cela n'a aucune utilité, car en pressant le tube de caoutchouc on empêche l'eau de s'échapper.

Nous avons remplacé l'ampoule de Weber qui est en verre et creuse, par conséquent fragile et donnant un jet mal dirigé, par une ampoule de buis ou de porcelaine percée d'un canal large de 4 millimètres; l'ampoule ne se casse plus et le jet est direct.

L'autre appareil dont on se sert est l'irrigateur Éguisier, employé également par M. Duplay, comme par MM. Gailleton et Maisonneuve.

Voici dans quelles circonstances on choisit l'irrigateur Éguisier. Lorsqu'on a à traiter une affection aiguë et passagère des fosses nasales, le coryza, par exemple, on est mal venu à proposer aux malades l'acquisition d'un appareil spécial dont ils craignent de mal se servir et dont la dépense, bien que minime, n'est pas toujours bien accueillie.

En pareil cas, on se borne à faire acheter une canule anale ordinaire en os. On la fait garnir de linge pour lui donner un volume suffisant pour obturer la narine, et on prescrit l'emploi de l'irrigateur. On peut encore adapter tout simplement l'ampoule au tube de l'irrigateur au moyen d'un petit morceau de tube en caoutchouc.

L'expérience a appris que le meilleur débit s'obtenait, en pareil cas, en tournant le robinet de l'irrigateur jusqu'à moitié de sa course.

Le malade une fois installé, le visage au-dessus d'une cuvette, le siphon ou l'irrigateur amorcé, on applique l'ampoule sur la narine la moins malade et l'on ne tarde pas à voir le liquide entrant par une narine sortir par l'autre et former un jet très ré-

gulier entraînant les produits de sécrétion contenus
dans les fosses nasales.

Que se passe-t-il dans cette opération? Le li-

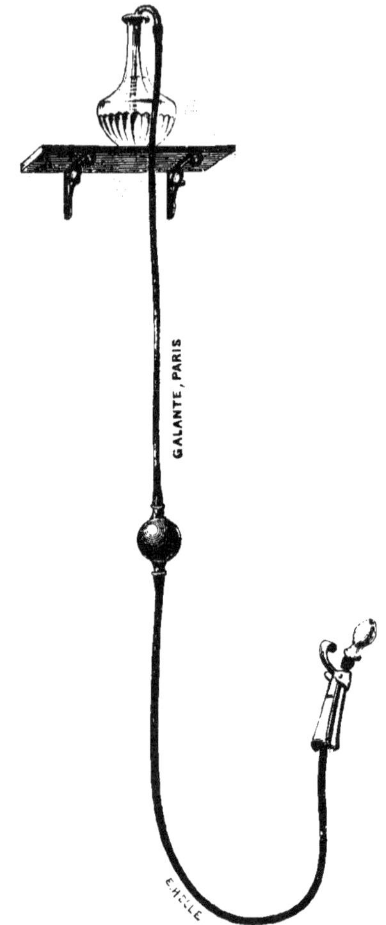

Fig. 1. — Appareil pour la douche nasale.

quide passe-t-il d'une narine dans l'autre par le
seul fait qu'il rencontre l'orifice postérieur des
fosses nasales? Sont-elles fermées en arrière par

un phénomène actif, la contraction du voile du

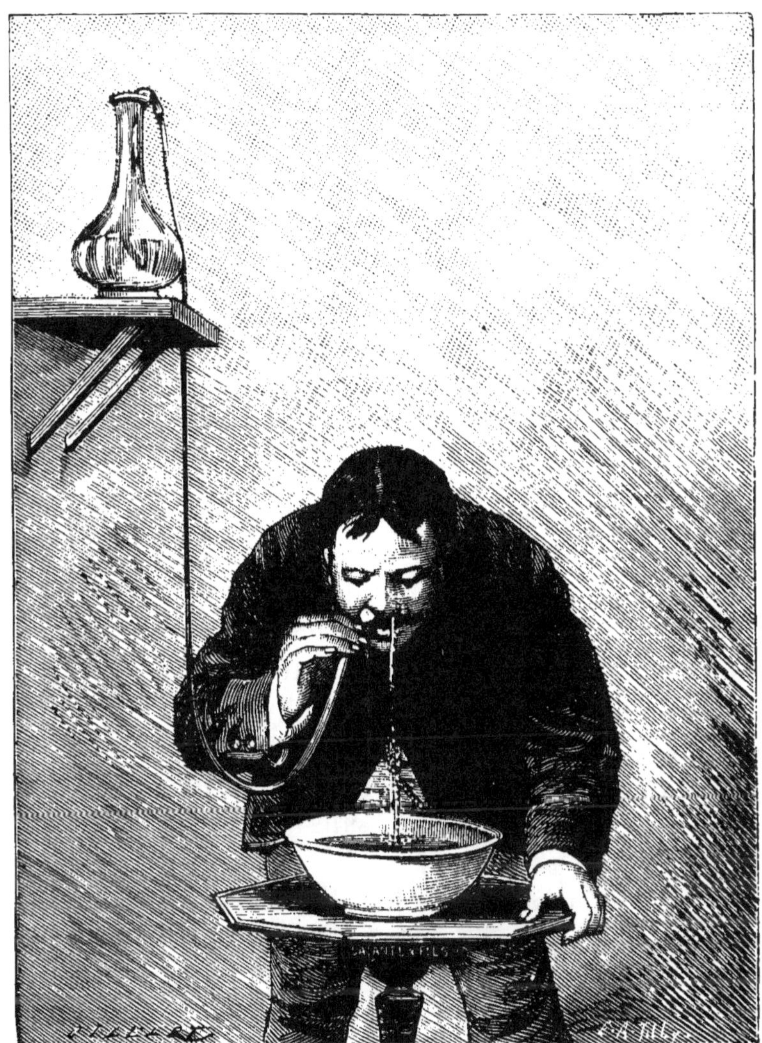

FIG. 2. — Malade pendant l'opération.

palais et du constricteur supérieur du pharynx?
On sait déjà, par l'expérience rapportée plus haut,
dans laquelle le malade est couché, que ce n'est

pas une question de déclivité simple et qu'il y a une contraction musculaire mise en jeu. Du reste, le fait que l'injection poussée avec force ne pénètre pas dans la gorge est une preuve de plus à l'appui de cette explication. Quels sont donc les muscles qui font cet office d'une occlusion si complète?

Ce sont d'abord le constricteur supérieur du pharynx, puis les pharyngo-staphylins les péristaphylins internes, et enfin les palato-staphylins ou redresseurs de la luette. Cela ressort des expériences de M. Duchenne (de Boulogne).

Au premier abord, on est étonné de la facilité du résultat, et les malades qui n'en sont pas toujours convaincus ou qui sont pusillanimes se prêtent quelquefois mal à ce traitement. Rien n'est plus simple que de les aider.

Il suffit de leur prescrire de respirer uniquement par la bouche. De cette manière, ils commandent volontairement l'occlusion postérieure des fosses nasales et l'injection passe facilement sans tomber dans la gorge. On leur commande ensuite de respirer longuement d'une manière régulière, on peut même les faire parler sans déranger l'irrigation.

Quand les malades ne paraissent pas convaincus, je répète l'expérience sur moi-même, et ils se décident ensuite facilement.

Dans cette injection, jusqu'où pénètre le liquide? Va-t-il remplir l'antre d'Hygmore, les sinus frontaux, la trompe d'Eustache, le canal nasal?

Nous avons, à cet égard, deux ordres de renseignements. Je dirai d'abord que le liquide ne pénètre pas dans les trompes d'Eustache et par là dans la caisse. J'en suis sûr, parce que je sais faire très facilement l'insufflation des caisses même sans me boucher les narines, en abaissant simplement la mâchoire inférieure et en soufflant par les narines. J'ai parfaitement la sensation de l'entrée de l'air, et j'aurais certainement celle de l'entrée de l'eau, car il est très facile de reconnaître la présence de l'eau dans la caisse, après un bain froid par exemple.

Quant à ce qui concerne l'entrée de l'injection dans l'antre d'Hygmore, je serai moins affirmatif, mais je ne crois pas que l'injection y pénètre ordinairement : d'une part, on n'en a pas la sensation, et d'autre part, quand on cesse l'injection et que les fosses nasales se vident, elles se vident en une fois et non pas en plusieurs jets, comme cela aurait lieu si l'on vidait en même temps une arrière-cavité, celle de l'antre d'Hygmore par exemple.

Quant à ce qui regarde le canal nasal, et surtout les sinus frontaux, c'est le contraire : on voit quelquefois pendant l'injection le mucus nasal refoulé dans le sac lacrymal et sortir par les points lacrymaux.

Durée. — En moyenne, cinq à dix minutes d'une irrigation d'eau minérale suffisent. Du reste cela est subordonné à la nature excitante ou sédative de l'eau mise en usage.

Si au contraire il s'agit d'un liquide simplement émollient tel que le lait, on pourra prolonger la durée sans inconvénient. Reclus va même jusqu'a faire passer cinquante litres de lait en deux séances par jour.

Accidents. — On a prétendu que ce procédé pouvait donner lieu à des otites, à des inflammations du sinus maxillaire, à de la céphalalgie, à des syncopes, etc.... Tout cela ne survient que dans le cas d'une application défectueuse de la méthode. On est absolument certain d'éviter toute espèce d'inconvénient en faisant les irrigations à la température de 32 à 34 degrés, en évitant les eaux thermales trop excitantes, en modérant la force de projection du jet et en dirigeant celui-ci horizontalement.

Le Dr Raugé (de Challes) (1), qui a une très grande pratique de ce procédé, insiste sur les recommandations suivantes :

Pendant tout le cours de son traitement, le malade ne doit jamais pratiquer une irrigation sans emporter, formulées par écrit et d'une façon absolument précise, toutes les indications de détail, telles que hauteur du récipient exprimée en centimètres, température et composition du liquide, quantité à employer et durée de l'opération.

On n'oubliera jamais d'avertir le patient qu'il ne doit pas se moucher aussitôt après la douche. Il s'exposerait ainsi à envoyer du liquide dans les trompes d'Eustache. Celui qui reste dans les cavités nasales s'égoutte de lui-même et il n'est pas inutile que la muqueuse en soit quelque temps imprégnée.

On devra aussi éviter avec soin les refroidissements et surtout ne pas s'exposer aux courants d'air en sortant de la salle d'irrigation. La muqueuse nasale est en effet à ce moment particulièrement impres-

1. Raugé. — *L'irrigation naso-pharyngienne.* .

sionnable et disposée aux poussées congestives.

Si, malgré tout, le malade éprouve une sensation de plénitude ou de douleur dans l'oreille, ce qui indique qu'une petite quantité de liquide y a pénétré, on devra l'aspirer à l'aide d'une poire de Politzer appliquée contre la narine.

TRAITEMENT

EAUX SALINES

La Bourboule. — On fait des irrigations nasales, pendant cinq à dix minutes, deux fois par jour. Dans certains cas on fait aussi des pulvérisations.

Quand les fosses nasales ne sont pas perméables, on se borne à faire des lavages, trois ou quatre fois par jour.

En outre on fait le traitement général.

Bex. — On donne des douches nasales avec de l'eau additionnée d'eau salée ou d'eau mère, en proportion variable.

La mer. — A la mer, on fait des irrigations nasales soit avec de l'eau de mer pure, soit en l'additionnant d'acide phénique. Pour cela on installe à deux ou trois mètres de hauteur un réservoir d'une contenance de soixante litres. La séance doit durer de quarante à cinquante minutes, mais on n'arrivera que progressivement à une aussi longue durée.

Salies-de-Béarn. — Le traitement consistera d'abord en bains généraux.

A partir du sixième bain environ, on fera prendre

une douche générale d'eau salée et une douche nasale.

Il peut se produire un peu de fatigue générale, des picotements à la racine du nez, du larmoiement et une augmentation des sécrétions nasales. Alors on suspend les douches générales et locales et on continue les bains. Au bout de quelques jours, on fait reprendre les douches nasales, tout en continuant les bains.

On fait aussi très souvent des irrigations nasales deux fois par jour avec deux litres d'eau tiède contenant de 20 à 100 grammes d'eaux mères. La dose de celle-ci doit être augmentée progressivement.

Au bout de vingt-cinq à trente bains et d'un nombre de douches locales subordonné à la tolérance du sujet, il n'existe souvent plus de coryza ni d'ulcérations.

EAUX SULFUREUSES

BARÉGES. — Le traitement local produit des effets remarquables sur la texture de la muqueuse et sur ses sécrétions.

CAUTERETS. — Quand le coryza est ancien, qu'il est compliqué d'ulcérations, de fongosités, la guérison est difficile à obtenir. Dans les cas contraires on y arrive plus facilement.

Pour le traitement, voir celui du catarrhe naso-pharyngien à l'article « Maladies de l'oreille. »

CHALLES. — On fait des irrigations qui, pour être efficaces, doivent être faites très largement au moins deux fois par jour. Après deux ou trois jours de tâtonnement, il faut arriver à employer l'eau sulfureuse pure et en faire passer en plusieurs séances au moins quatre à six litres par jour. Il faut une faible pression et de l'eau suffisamment chaude.

ENGHIEN. — On donne des douches nasales, puis on fait des inhalations de vapeurs sulfurées, ce qui procure aux malades un sentiment de bien-être; puis on fait des pulvérisations avec les appareils dits à grillage. On peut aussi utiliser ceux à tambour en y adaptant la canule de Billot et en recommandant aux malades de faire de profondes inspirations en gardant la bouche fermée.

Outre ce traitement local, il faut instituer un traitement général : boisson, bains, douches (Japhet).

URIAGE (1). — On fait des irrigations nasales avec l'eau sulfureuse, qui est beaucoup mieux supportée que les décoctions pharmaceutiques. On donne en outre des bains généraux, des douches écossaises et de l'eau sulfureuse en boisson.

L'action locale se traduit par une modification de la muqueuse pituitaire, sur laquelle l'eau exerce une action cathérétique.

Outre cela, le traitement agit d'une façon favorable sur l'état général.

Les résultats sont toujours satisfaisants. Ils dépendent naturellement de la gravité de chaque cas. Si ce n'est pas toujours la guérison, ce sont du moins des améliorations solides et durables dues en grande partie aux modifications imprimées à l'état général d'où dépendait l'affection locale.

____

1. DOYON. — *Loc. cit.*

EAU FERRO-CUIVREUSE

SAINT-CHRISTAU. — On emploie l'eau de la source des Arceaux sous forme de douches ou d'irrigations nasales, administrées, suivant la méthode de Weber, à une température de 30 à 37 degrés. L'accoutumance s'obtient très facilement en faisant commencer par une pression insignifiante, qui se trouve bientôt accrue suivant les cas par l'augmentation progressive de la hauteur du réservoir disposé spécialement à cet effet.

Cette irrigation, répétée plusieurs fois par jour, est excellente pour déterger la région inférieure des fosses nasales, mais elle n'atteint pas leur partie supérieure et ne peut d'ailleurs être prolongée assez longtemps pour établir un contact suffisant entre la muqueuse et l'eau minérale.

Pour cela, il faut avoir recours à une médication spéciale à Saint-Christau, la *pulvérisation nasale.* Celle-ci se pratique à l'aide d'appareils spéciaux perfectionnés par le Dr Bénard (1). Ceux-ci ont l'avantage de donner une pulvérisation peu abondante, il est vrai, mais d'une extrême finesse, condition indispensable à la pénétration du liquide pulvérisé à travers les cavités anfractueuses des fosses nasales. Au lieu de se condenser en gouttes sur les premières portions du trajet, ainsi que le font les particules d'eau moins finement divisées, cette pulvérisation se comporte à la manière d'une véritable fumée qui, au sortir du spéculum conducteur, se laisse dévier dans toutes les directions et qui pénètre

1. P. BÉNARD. — Saint-Christau, ses eaux ferro-cuivreuses.

jusqu'au pharynx et au larynx, ainsi que le démontre irréfutablement la sensation de fraîcheur ressentie profondément et la toux spéciale que provoquent les premières séances. Celles-ci sont généra-

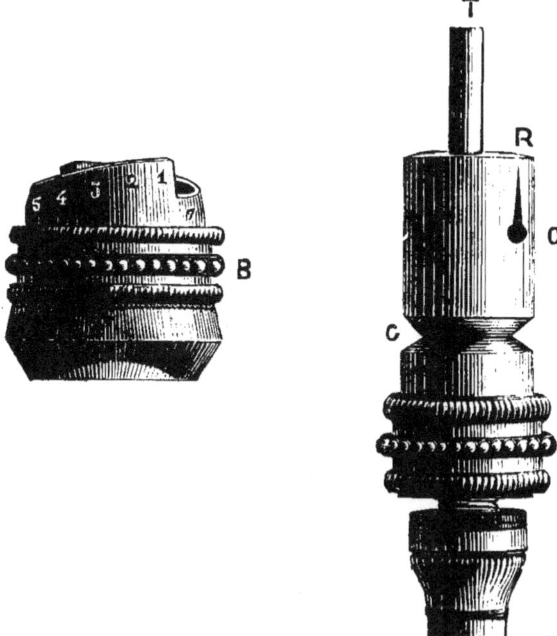

Fig. 3. — Bec pulvérisateur à double jet à projection réglable. O, orifice communiquant avec le canal intérieur et se terminant en une rainure R, de forme pyramidale. — B, Barillet s'appliquant exactement par sa surface interne sur le tronc de cône portant l'orifice O et la rainure R, de façon à convertir cette dernière en un canal complet dans une plus ou moins grande partie de son trajet. Le bord du barillet étant taillé en hélice, la gouttière ne se trouve découverte que dans sa partie la plus effilée lorsqu'elle est mise en regard du point le plus élevé de la rampe du barillet. Elle est découverte plus près de sa base et par conséquent suivant une section plus large lorsque les points situés sur cette rampe à une moindre hauteur et marqués par des points de repère numérotés lui correspondent. — T, Tige sur laquelle s'ajustent différentes pièces sur lesquelles viennent se briser les jets. — Les palettes de Lambron sont fixées sur des tiges articulées permettant de faire varier l'angle d'incidence des jets.

lement fort longues, car elles ne sont nullement
fatigantes. Le malade peut lire pendant ce temps et
n'est pas condamné à une immobilité absolue.

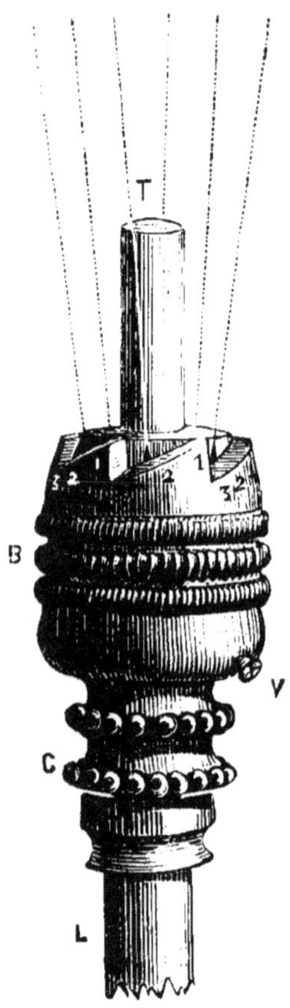

Fig. 4. — Bec pulvérisateur à 6 jets à projection réglable. —
T, Tige supportant un tamis de grande dimension sur lequel
viennent se briser les jets.

Ce traitement est parfaitement conciliable avec
des cures entreprises près d'autres eaux s'adressant
plus particulièrement à l'état constitutionnel, telle
que Salies-de-Béarn par exemple. Il en forme alors
un complément très utile.

Saint-Alban. — On emploie des *douches nasales*

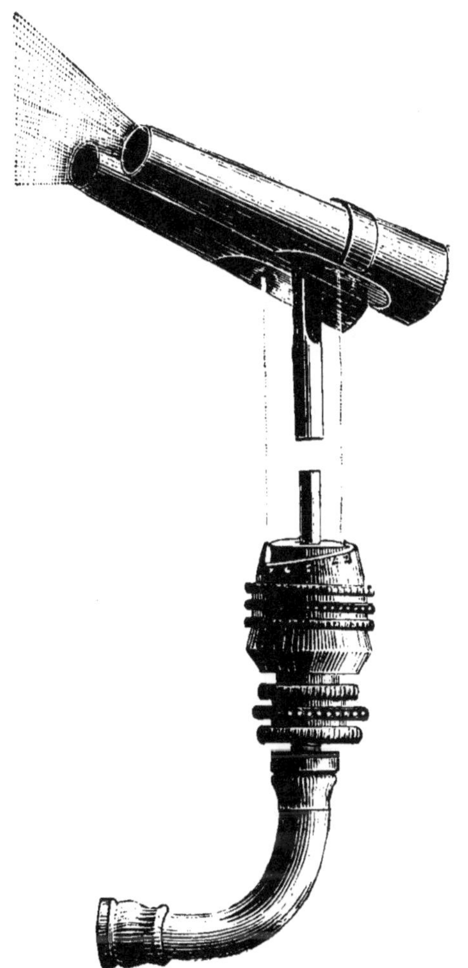

Fig. 5. — Bec pulvérisateur à double jet et spéculum nasal
(1/2 grandeur naturelle).

d'acide carbonique. Pour cela. on se sert d'un ajutage
qui est d'autant plus long, étroit et pointu, que l'affection est plus profonde. On doit agir isolément sur

chaque narine, quand bien même les deux sont malades. Il serait imprudent d'essayer une application simultanée. Il faut même espacer les injections faites à l'aide d'un seul appareil, de manière à conserver par la respiration l'hématose indispensable à la vie.

Au début, l'on éprouve une sensation de froid; puis arrive une sensation de chaleur qui augmente progressivement jusqu'à la brûlure. Les sécrétions oculo-nasales se développent. L'œil du côté douché devient larmoyant et des mucosités abondantes obstruent la narine.

L'action thérapeutique se manifeste par une diminution des sécrétions de la pituitaire, en même temps que leur ardeur s'atténue. Il faut au moins un mois de traitement, mais quand le coryza est de nature purement lymphatique, la guérison est la règle.

Le traitement est le même que celui de Nauheim.

MALADIES DES YEUX

Les affections des yeux auxquelles le lymphatisme imprime son caractère spécial sont : la Kérato-conjonctivite phlycténulaire, la Blépharite ciliaire. Celles-ci étaient désignées autrefois sous différents noms, selon les auteurs, entre autres sous ceux de : Blépharites chroniques, Kérato-conjonctivites à répétitions, Kératites ulcéreuse, insterstitielle, lymphatique. MM. Saint-Germain et Valude (1) les ont très heureusement groupées sous les deux dénominations indiquées plus haut, et nous allons leur en emprunter la description dans l'exposition des symptômes que nous allons résumer.

Kérato-conjonctivite phlycténulaire. — Elle est caractérisée par deux symptômes capitaux :

Une injection vasculaire plus ou moins marquée ;

La formation de phlycténules sur la conjonctive et sur la cornée.

L'injection de la conjonctive se fait d'une manière spéciale. Elle respecte la muqueuse palpébrale et figure sur le bulbe des faisceaux triangulaires de vaisseaux tortueux qui semblent venir des culs-de-sac et convergent vers un point de la périphérie de la cornée. Vers le sommet de ce triangle vasculaire s'élève une petite bulle remplie d'un liquide hyalin ou gris jaunâtre : c'est la pustule ou *phlycténule*, caractéristique de la maladie.

Il existe toujours une photophobie intense.

1. Saint-Germain et Valude. — Traité des maladies des yeux chez les enfants.

On distingue trois formes :

1° *Conjonctivite phlycténulaire simple.* — Les phlycténules siègent uniquement sur la conjonctive dans les parties qui avoisinent le limbe scléro-cornéen. La photophobie est peu intense. Les phlyctènes peuvent s'ulcérer mais la cicatrisation se fait rapidement et sans inconvénient ultérieur. La récidive est fréquente.

2° *Conjonctivite phlycténulaire miliaire.* — Ici les phlyctènes se localisent au limbe cornéen. Celui-ci est entouré d'une collerette de muqueuse bóursoufflée et hérissée de saillies pustuleuses.

Le blépharospasme et la photophobie sont intenses.

Généralement la résorption a lieu, cependant les phlycténules peuvent s'ulcérer, puis cicatriser très bien. La guérison se fait en deux à trois semaines.

3° *Kérato-conjonctivite phlycténulaire.* — C'est la forme la plus grave.

La conjonctive présente l'aspect décrit plus haut.

La cornée est touchée d'une façon différente par la maladie.

La situation des phlycténules sur le limbe cornéen peut donner lieu à une infiltration grisâtre de la membrane, s'étendant en forme de bandelette dans la direction du centre *(Kératite en bandelette)*.

Cette infiltration peut s'excorier et former une ulcération, qui est rarement assez profonde pour qu'on puisse craindre la perforation, et la réparation se fait à l'aide d'un tissu cicatriciel, qui forme un leucome plus ou moins considérable.

a. Quelquefois, sans qu'il y ait de phlyctènes cornéennes, on voit partir du limbe une vascularisation fine qui se dirige progressivement et concentriquement vers le milieu de la cornée. Ce n'est plus la forme de bandelette, c'est une altération concentrique du tissu cornéen, qui devient nuageux et se recouvre d'un lacis vasculaire.

C'est ce qu'on appelle le *pannus scrofuleux*, parce que la cornée paraît recouverte d'un voile uniformément rouge.

b. Enfin il peut y avoir des phlyctènes sur la cornée. La phlyctène peut être centrale, arrondie ou ovale, mais d'allure bénigne.

Alors il se produit un affaissement ou une exulcération légère qui laisse sur la cornée un nuage opalescent peu visible.

D'autres fois elle repose sur une infiltration épaisse, grise puis jaunâtre, de la cornée. Véritable abcès de cette membrane qui peut s'ouvrir dans la chambre antérieure et former un hypopyon, d'où iritis, exsudats de la pupille, synéchies, etc...

Si l'abcès s'ouvre à l'extérieur, il peut y avoir rupture de la membrane de Descemet et perforation avec tous les accidents qu'elle comporte : synéchies, enclavement de l'iris, cicatrices, staphylômes.

La réparation se fait sous forme d'une cicatrice avec leucome plus ou moins étendu, au centre duquel la transparence de la cornée est perdue à tout jamais. Outre cela, il se produit de l'astigmatisme par diminution de l'ellipse cornéenne.

Dans tous les cas, le blépharospasme, la photophobie, le larmoiement sont toujours extrêmement marqués.

Blépharite lymphatique. — L'inflammation du bord libre des paupières est une des affections les plus communes chez les sujets lymphatiques. Nous nous bornerons à en indiquer les caractères principaux et nous en emprunterons la description à notre distingué confrère le docteur Valude (1).

La blépharite coïncide presque toujours, chez les sujets lymphatiques, avec des altérations scrofuleuses de la conjonctive et de la cornée qui forment un ensemble pathologique décrit sous le nom d'*ophtalmie scrofuleuse*.

Un des symptômes les plus frappants de cette maladie consiste en ce que le matin le bord libre des paupières est agglutiné par des croûtes qui collent les cils entre eux et empêchent les paupières de s'ouvrir. Rarement, à moins de prendre de grandes précautions et de ramollir avec soin les croûtes, le malade parvient à décoller ses yeux sans arracher quelques cils. Il en résulte que la maladie est entretenue et aggravée quotidiennement par la violence exercée chaque matin pour la séparation des paupières.

L'état d'inflammation dans lequel se trouvent la conjonctive et les glandes de Meibomius détermine dans les yeux une sensation de gravier qui est augmentée encore par le larmoiement qui résulte de l'altération du bord des paupières et de la chute des cils. Le malade n'entr'ouvre que partiellement les paupières, il se plaint de raideurs, de sécheresse qui alternent avec l'agglutination des paupières, de chaleur, de cuisson et de photophobie, symptômes

1. VALUDE. — Des blépharites et de leur traitement (*Union médicale*, 1893, p. 448).

qui s'exagèrent beaucoup à la vive lumière et surtout le soir.

Enfin les larmes, qui s'écoulent sur la joue, y déterminent à la longue une irritation, qui se traduit par des excoriations souvent très étendues et très douloureuses.

Cette blépharite comprend elle-même deux formes qui peuvent se précéder réciproquement et qui présentent entre elles quelques différences.

1° *Forme hypertrophique*. — L'affection débute lentement et sous l'effort de poussées successives d'hyperémie palpébrale, de conjonctivite scrofuleuse. A la période d'état, elle est caractérisée par un gonflement induré de la paupière, qui est d'un rouge foncé, offrant toutes les apparences d'un état inflammatoire torpide. La base des cils est souvent encroûtée de pellicules épaisses, et les cils eux-mêmes, devenus rares et inégaux, sont fréquemment déviés.

En somme, l'état de cette paupière rappelle entièrement le gonflement atonique et subinflammatoire qu'on observe à la lèvre supérieure des enfants lymphatiques; cet aspect est caractéristique.

A la longue, le bord palpébral, irrégulièrement induré et gonflé dans toutes ses parties, se contourne, s'applique incomplètement au bord opposé et enfin se dévie en dehors; c'est ce qu'on appelle parfois le *tylosis*.

2° *Forme exulcérative*. — Elle a pour caractère essentiel la suppuration et la destruction des follicules pileux.

Quelquefois la blépharite hypertrophique la précède, comme aussi elle peut elle-même préparer l'établissement de l'hypertrophie scrofuleuse de la paupière. Dans cette variété, les bords eux-mêmes de la paupière sont moins hypertrophiés, mais les tissus palpébraux, dans leur totalité, sont le siège d'un gonflement plus franchement inflammatoire que précédemment.

C'est qu'aussi cette forme de blépharite coïncide le plus souvent avec une inflammation conjoncti-vale plus ou moins intense, et l'œdème inflamma-toire est étendu à toute l'épaisseur de la paupière.

La principale caractéristique de la blépharite ulcéreuse est dans l'état des cils et des glandes sébacées y attenant. On voit s'élever, juste sur le bord marginal, des pustules acuminées purulentes, qui sont traversées par un cil. Arrache-t-on un de ces cils, il s'écoule une gouttelette de pus et à la place de la pustule s'établit une ulcération quel-quefois profonde qui se couvre de croûtes. Ces croûtes elles-mêmes sont fort peu adhérentes, et les manœuvres quotidiennes de la toilette qui les enlèvent laissent après elles une surface ulcéreuse dont la guérison est souvent lente à se faire.

A la période d'état, on voit coïncider sur un même bord palpébral des altérations représentant les diverses phases de ce processus évolutif: la pustule en voie d'accroissement, la pustule prête à s'ouvrir, l'ulcération et enfin la croûte protectrice de l'ulcère.

Souvent les pustules d'un petit volume se des-sèchent sans s'ouvrir et sans suppuration véritable. Le bord ciliaire apparaît alors encroûté de matière jaunâtre, d'apparence impétigineuse qui se dessèche et tombe sans laisser d'ulcérations visibles. C'est la forme glandulo-ciliaire proprement dite.

Il n'est pas de variété de blépharite qui, plus que celle-ci, occasionne la perte des cils; presque tous ceux-ci s'éliminent avec la suppuration et sont remplacés par des cils ténus, faibles, peu colorés, souvent mal plantés et mal dirigés. D'autres fois les cils tombent complètement, et la paupière, dépourvue de ceux-ci, présente l'état qui prend le nom de *madarosis*.

Enfin la cicatrisation des différents ulcères qui se sont développés sur le bord libre de la paupière figure, quand ceux-ci ont été considérables, des pertes de substances qui se profilent à la manière d'un bord crénelé. Le travail général de la cicatrisation entraîne une rétraction totale des tissus palpébraux et comme conséquence la formation d'un entropion souvent fort gênant.

TRAITEMENT

EAUX SALINES

BALARUC. — On fait des lotions sur les yeux. Il faut avoir soin de laisser refroidir l'eau et de ne l'employer que lorsqu'elle est tiède pour ne pas appeler une réaction trop vive (Planche).

LA BOURBOULE. — Lavages à l'eau minérale. Compresses de tarlatane imbibées d'eau et appliquées matin et soir pendant dix à quinze minutes sur les yeux. Pulvérisations pendant dix à quinze minutes chaque jour (Heulz).

Traitement général.

LAVEY. — On ne fait pas de traitement local. Sous l'influence du traitement général on voit souvent des opacités cornéennes disparaître et la vision se rétablir.

La mer. — Pendant longtemps les médecins ont été persuadés que les affections oculaires étaient aggravées par la mer en raison de l'action permanente du grand air, du soleil, de la réverbération produite par la plage et surtout des particules de sable soulevées par l'air et dont le contact avec les muqueuses enflammées pouvaient provoquer l'irritation.

Toutes ces causes invoquées jusqu'à aujourd'hui sont en réalité banales.

Le seul danger du traitement marin consiste dans l'excitation locale qu'il apporte à la muqueuse oculaire et qui, au lieu d'être modérée, peut au contraire être trop intense et provoquer dans l'œil une poussée inflammatoire. Ajoutons que, lorsque le médecin surveille attentivement son malade, il peut parer au danger.

On se rendra mieux compte de l'exactitude de cette assertion en considérant la façon dont le traitement marin agit sur les affections oculaires.

M. Van Merris (1) décrit ainsi la marche qu'on observe. Il y a trois sortes de processus :

1º L'affection décroît par une dégradation insensible et continue des symptômes locaux, qui se prononce parallèlement à l'amélioration progressive de la constitution.

2º Elle passe par l'état aigu, s'y maintient quelque temps, et guérit définitivement à la manière des maladies aiguës, l'état général étant modifié.

____

1. *Loc. cit.,* p. 273.

3° Elle passe à l'état aigu, puis reprend une allure subaiguë ou chronique, et cela plusieurs fois de suite jusqu'à ce que l'état général soit assez transformé pour que l'une de ces recrudescences soit suivie d'une guérison définitive. On dirait que l'organisme, surexcité par le traitement, a bien la force nécessaire pour subir une poussée inflammatoire aiguë, mais non pour réagir contre elle, et alors il traîne et recommence l'épreuve une deuxième et une troisième fois, jusqu'à ce que ces essais finissent par aboutir.

Aussi le médecin doit-il savoir mettre à profit cette tendance qu'a la maladie de passer de l'état chronique à l'état aigu. S'il doit quelquefois la provoquer, en revanche il doit souvent la modérer et même l'arrêter, à l'aide d'un traitement local consistant en collyres et en instillations d'atropine. Souvent, pendant le séjour à la mer, il y a plusieurs rechutes. Quand elles se produisent il faut interrompre immédiatement les bains et les lotions.

Dans ces conditions on observe autant de guérisons que pour les autres manifestations du lymphatisme, soit 75 pour 100 de guérisons environ. Mais le traitement doit être prolongé.

De toutes les affections oculaires, les conjonctivites sont celles qui guérissent le mieux. Les blépharites ciliaires sont plus rebelles. Cazin dit même que la mer leur est plus nuisible qu'utile.

Salies-de-Béarn. — Outre le traitement local de l'œil qui doit être approprié à chaque cas, le traitement hydrominéral consistera surtout en bains généraux.

En ce qui concerne en particulier les kératites ulcéreuses avec hypersécrétion de liquide dans la chambre antérieure, on prendra les deux précautions suivantes :

1° Mitiger les bains de façon à ne pas provoquer une hypersécrétion irritative.

2° Obliger le malade à porter un bandeau pendant toute la durée du bain afin, d'éviter l'irritation que pourraient produire les vapeurs d'eau salée sur les ulcérations de la cornée.

Les effets du traitement sont remarquables surtout sur les opacités cornéennes, qui disparaissent complètement. Il faut quelquefois plusieurs saisons pour arriver à ce résultat. Cette action exercée sur une infiltration lymphatique n'est en somme qu'une résorption de produits plastiques, qui est surtout appréciable sur un organe lamelleux comme la cornée, mais qui s'effectue aussi bien dans d'autres organes.

Saxon (Suisse). — Deux bains par jour. Lotions sur les yeux. Eau en boisson. Au bout d'une dizaine de jours l'amélioration commence à se manifester et au bout d'un mois la guérison a lieu.

EAUX SULFUREUSES

Barèges. — On fait localement des lavages prolongés sur la paupière, en même temps qu'on administre à l'intérieur l'eau à haute dose. Il suffit souvent d'une seule saison pour constater des effets résolutifs très marqués. C'est ainsi qu'on voit sur la muqueuse oculaire la décongestion s'opérer, les sécrétions se tarir et le boursouflement se réduire progressivement. Quant aux opacités cornéennes, celles qui s'accompagnent de pannus et de vascularisation encore récente se résorbent plus facilement. Celles qui intéressent les couches profondes et semblent par leur aspect et leur chronicité devoir faire échouer tout traitement, sont encore susceptibles de succès étonnants. Dans ces cas, on voit d'abord survenir une amélioration qui se convertit en guérison presque complète après plusieurs cures, et la vision, jugée d'abord perdue, reparaît complètement ou partiellement (Grimaud).

CHALLES. — On applique localement des compresses et l'on fait des pulvérisations pendant quinze à trente minutes sur les paupières. Matin et soir on fait des lotions avec l'eau minérale.

Pendant les premiers jours, le traitement amène une réaction modérée et une légère poussée aiguë. Mais bientôt les symptômes s'atténuent et la guérison s'établit.

URIAGE (*Blépharite*). — Outre le traitement général et l'eau intérieure en boisson, on institue un traitement local consistant en douches d'eau pulvérisée, dans les périodes initiales de la maladie. Employées tièdes et pendant un temps suffisant, elles constituent un des meilleurs moyens pour faire tomber les croûtelles qui unissent la base des cils et deviennent une cause active d'irritation pour le bord libre des paupières. Dès les premières séances de pulvérisation, les malades n'éprouvent plus, ou tout au moins à un bien moindre degré, les démangeaisons si pénibles auparavant. Les paupières se détergent, l'épaisseur des croûtes diminue et les excoriations sous-jacentes se cicatrisent. En même temps on fait tous les matins des lotions avec de l'eau sulfureuse tiède. Si l'inflammation est trop vive, on coupe l'eau minérale avec une infusion de guimauve.

Kérato-conjonctivite phlycténulaire. — On ne devra pas conduire l'enfant aux eaux tant qu'il y aura un état inflammatoire aigu.

On doit chercher surtout à en prévenir les récidives, qui sont si fréquentes, à l'aide du traitement général : bains, douches, eau en boisson.

La durée du traitement est de quarante à quarante-cinq jours, coupée par un intervalle de repos.

Assez souvent, vers la fin de l'hiver ou au commencement de l'été suivant, le mal reparaît avec beaucoup moins d'intensité que la première fois et se dissipe alors complètement sous l'influence d'un second traitement.

La blépharite ciliaire est plus sujette à récidiver une troisième année.

EAU FERRO-CUIVREUSE

Saint-Christau. — L'eau de la source des Arceaux, par son onctuosité ainsi que par sa teneur en cuivre, peut être considérée comme une sorte de collyre qu'on applique à l'aide de procédés de pulvérisation dont la délicatesse est appropriée à la susceptibilité de la muqueuse oculaire. Dans les premières séances surtout, le contact de la poussière liquide détermine rapidement de l'injection de la conjonctive, des picotements, de la cuisson, du larmoiement, phénomènes qui se dissipent rapidement, mais qui obligent le plus souvent à interrompre chaque séance par quelques minutes de repos et qui par conséquent exigent une surveillance toute spéciale de la part du médecin. Néanmoins la tolérance s'établit en général rapidement, et, dans les cas où il n'est pas nécessaire de produire une excitation notable, la pulvérisation, administrée sous la forme d'une simple atmosphère vaporeuse, dénuée de toute force de projection et divisée en particules si ténues qu'elle obéit comme une fumée à l'impulsion du plus léger souffle d'air, ne paraît plus, au bout de quelques jours, exercer d'action mécanique assez appréciable pour expliquer les effets du traitement qui s'accentuent particulièrement à partir de cette période de tolérance.

EAU ACIDULE

Saint-Alban. — On fait prendre des *douches d'acide carbonique* d'une demi-heure de durée, d'abord deux, puis trois par jour. En même temps on donne à l'intérieur d'abord deux à trois verres d'eau pour commencer, puis on arrive jusqu'à huit ou dix. Sous cette influence l'état inflammatoire s'apaise et la guérison se produit.

On opère de la façon suivante : A l'aide d'une petite pomme d'arrosoir, on dirige le jet de gaz sur l'œil. Quand les deux yeux sont malades, on se sert simultanément de deux appareils semblables. Tout d'abord, on éprouve une sensation de froid qui fait bientôt place à une sensation de chaleur qui devient cuisante, insupportable. Les paupières sont le siège de picotements dont l'intensité augmente progressivement et qui sont accompagnés de larmoiement. Les vaisseaux de la conjonctive sont injectés, mais cet état disparaît rapidement après la douche.

L'action thérapeutique se manifeste de la façon suivante :

Dans les conjonctivites, par la disparition successive de la photophobie, du larmoiement, de la lagophtalmie et du boursouflement des paupières.

Dans les kératites, si elles sont superficielles, l'amélioration est très rapide. S'il y a des ulcérations, on voit celles-ci diminuer de profondeur, devenir de plus en plus superficielles et faire place à des albugo ou des leucomes qui finissent par disparaître.

MALADIES DE L'OREILLE

Catarrhe auriculaire. — Otorrhée. — Surdité. — Cette affection peut succéder à une otite aiguë ou être d'emblée chronique. Elle ne se montre jamais que d'un seul côté.

On observe généralement de l'empâtement de la région, de la douleur, de la surdité et un écoulement muco-purulent par le conduit auditif externe. Celui-ci est rouge, gonflé, granuleux. Quand le catarrhe chronique succède à une otite aiguë, ces phénomènes sont précédés d'un écoulement séreux. Parfois il se fait une perforation de la membrane du tympan. Il peut y avoir alors issue des osselets au dehors avec le pus.

Souvent ce catarrhe s'accompagne d'eczéma impétigineux du pavillon de l'oreille. Étant donné l'influence considérable que les affections du pharynx nasal exercent sur le développement et la marche des inflammations de l'oreille moyenne, il est essentiel d'examiner, avec attention, la cavité pharyngo-nasale, chez les sujets atteints de dysécée, pour chercher les éléments du diagnostic et en déduire, dans bien des cas, les indications du traitement local.

L'examen rhinoscopique permet de juger du degré d'hyperémie et d'épaississement de la muqueuse rétro-nasale et de constater les désordres ou lésions variées qui peuvent dévier ou obstruer l'orifice de la trompe : amas du mucus, hypertrophies glandulaires, bourrelets muqueux, polypes, ulcérations, etc.

L'examen du tympan nous fournit également des signes importants pour établir le diagnostic anatomique. Cette membrane présente différents degrés d'hyperémie, de coloration, d'épaississement et de diffusion qui reflètent surtout l'état pathologique de la caisse.

Le cathétérisme de la trompe nous permet de distinguer non seulement les diverses causes d'obstruction de la trompe (adhérences, rétrécissements, accumulation de mucus), mais encore de pratiquer l'auscultation de l'oreille, au moyen de l'insufflation d'air dans la caisse. Ce dernier moyen ne nous fournit, cependant, que des données incomplètes et d'une valeur relative. On comprend, en effet, que les bruits que détermine l'entrée de l'air dans la caisse doivent varier beaucoup. Ils peuvent être plus ou moins humides ou plus ou moins pleins, larges et secs, suivant le moment où l'on pratique le cathétérisme et suivant la période de la maladie (Bouyer).

Enfin, nous pouvons nous guider aussi, pour établir le diagnostic, sur les variations que subit l'ouïe, sous l'influence de diverses causes (changements atmosphériques, insufflation d'air dans la caisse), ainsi que dans l'intensité et la marche des troubles subjectifs.

INDICATIONS (1). — On ne devra appliquer le traitement thermal que lorsque l'affection ne présente pas de phénomènes d'acuité et que l'obstruction de la trompe n'est pas trop prononcée.

Dans bien des cas, il faut faire un traitement préparatoire, destiné à amender la poussée inflammatoire et à rétablir la perméabilité de la trompe pour faciliter ainsi l'écoulement des exsudats séro-muqueux qui obstruent l'oreille moyenne.

Les résultats qu'on peut attendre de la cure thermale sont subordonnés à l'âge du malade, à la nature des lésions, à leur siège et à leur ancienneté.

D'une façon générale, on peut dire que plus le malade est âgé, plus le catarrhe est ancien, et enfin plus les altérations de la caisse sont étendues, moins on doit compter sur une amélioration.

C'est surtout chez les enfants qu'on observe les résultats les plus prompts et les plus complets, lorsqu'il s'agit de combattre l'obstruction de la trompe produite ou entretenue par un coryza à répétition ou par des angines fréquentes.

Chez les vieillards, au contraire, le traitement est bien souvent impuissant pour remédier à une sur-

1. BOUYER. — Traitement des surdités catarrhales (*Archives générales d'Hydrologie, de Climatologie et de Balnéothérapie*, 1894).

dité catarrhale, parce que les lésions du catarrhe de l'oreille se compliquent ordinairement d'un relàchement des lèvres de la trompe amené par l'affaiblissement des muscles de la déglutition.

Lorsque le catarrhe n'est pas très ancien, on obtient des résultats d'autant plus satisfaisants que le traitement est appliqué plus près du début des accidents. Malheureusement bien des malades recourent à la médication thermale trop tard, c'est-à-dire lorsque le catarrhe déjà invétéré est devenu incurable, par suite des lésions qu'il a déterminées du côté de l'oreille interne.

Dans les catarrhes tubaires, on peut espérer de bons effets de la cure et même amender complètement la dysécée, s'il n'existe pas encore de lésions secondaires du côté des fenêtres labyrinthiques, pourvu qu'on maintienne la perméabilité de la trompe, tout en combattant le catarrhe naso-pharyngien.

Lorsque le catarrhe s'est étendu à la caisse, les résultats sont très variables et souvent difficiles à prévoir. Il est, en effet, impossible de juger, d'après l'examen du tympan, de l'état de l'oreille interne, dans certains cas de surdité ancienne et très prononcée. Aussi ne peut-on se baser, pour porter un pronostic, c'est-à-dire pour distinguer les cas relativement favorables des cas à peu près incurables, que sur la transmission des sons de la montre ou du diapason par les os du crâne et surtout sur les premiers effets du traitement. Il est certain qu'on peut presque toujours compter sur une amélioration, lorsqu'on voit se produire des modifications du côté de l'ouïe et des sensations subjectives, dès les premiers jours de la cure. On devra, au contraire, perdre tout espoir d'enrayer la maladie, toutes les fois que les bourdonnements seront continus et nullement influencés par le traitement, alors même qu'il se serait produit d'abord une amélioration de l'ouïe.

En général, les dysécées, même prononcées et de date récente, et celles qui progressent par saccades sont plus faciles à améliorer que celles qui sont anciennes et à marche lente, presque stationnaire.

Les inflammations avec tuméfaction de la muqueuse et hypersécrétion catarrhale sont plus susceptibles d'amélioration que les formes sèches qui s'accompagnent d'exsudations interstitielles et d'adhérences anormales de la caisse. Ces dernières formes sont à peu près incurables, quand elles se rencontrent chez les vieillards.

Contre-indications. — La forme scléreuse généralisée caractérisée par l'épaississement uniforme de la membrane du tympan et sa coloration gris foncé.

Lorsque la sclérose du tympan est partielle, circonscrite avec coloration blanchâtre et lorsqu'il n'existe que des synéchies limitées, on peut cependant espérer enrayer le processus inflammatoire et prévenir une surdité absolue chez les sujets jeunes, dont l'état général est assez satisfaisant.

TRAITEMENT

EAUX SULFUREUSES

Le traitement sulfureux se fait à peu près de la même façon dans toutes les grandes stations. Nous

en exposons la pratique très détaillée à l'article
Cauterets, d'après les indications du docteur Bouyer.

BARÈGES. — Sous l'influence du traitement
général et local, il se fait une amélioration rapide,
suivie de la guérison.

CAUTERETS (1).—L'application des eaux de Cauterets
au catarrhe naso-pharyngien et auriculaire comporte
deux modes de traitement : l'un dirigé contre l'état
local et l'autre approprié à l'état général.

Le traitement local présente une grande importance. Il consiste dans l'ensemble des moyens
propres à mettre la muqueuse pharyngo-nasale en
contact plus ou moins prolongé avec l'eau sulfureuse, dans le but de la déterger, de la lubrifier et
consécutivement de modifier sa vitalité et ses
sécrétions. Ces moyens sont : le gargarisme, la
douche naso-pharyngienne, le humage et la pulvérisation.

Le gargarisme produit, outre son action topique
favorable, une action mécanique résolutive due aux
contractions qu'il détermine du côté des muscles de
la déglutition. Chaque contraction musculaire
exerce une pression sur les glandes et tend à les
débarrasser de leurs produits de sécrétion. Cet effet
s'explique par la disposition anatomique des fibres
musculaires par rapport à l'appareil glandulaire. Il
est donc important d'indiquer aux malades la
manière de pratiquer le gargarisme pour le rendre
aussi efficace que possible. On doit leur recom-

1. BOUYER. — *Loc. cit.*

mander de pencher la tête en arrière et, après avoir fait passer le liquide au fond de la gorge, d'avancer légèrement le menton, de faire de fréquents mouvements de déglutition, sans bruit de glouglou et en évitant d'avaler le liquide.

Les gargarismes répétés exercent une influence favorable sur les muscles palatins, qui jouent un rôle important dans le mécanisme fonctionnel de la trompe. Ils peuvent, en augmentant leur contractilité, remédier à leur insuffisance dans bien des cas.

Il ne faut pas oublier que l'action topique de l'eau sulfureuse, venant s'ajouter à l'action élective produite par la boisson, peut contribuer à provoquer une irritation ou réaction congestive plus ou moins intense. Il est donc important de régler l'usage du gargarisme, quant au choix de la source et aux verres d'eau à employer. Pour compléter l'action du gargarisme, il est bon de conseiller aux malades de renifler, c'est-à-dire d'aspirer de l'eau sulfureuse par le nez et de la faire passer en quantité plus ou moins grande dans la gorge pour être rejetée par la bouche. Dans certains cas, ils peuvent remplacer ces aspirations par le gargarisme pharyngo-nasal préconisé par le docteur Guinier, qui consiste à rendre par le nez une petite quantité d'eau portée dans le fond de la gorge, comme pour se gargariser. Malheureusement un certain nombre de malades, doués d'une sensibilité exagérée de la gorge et du voile du palais, ne parviennent pas à pratiquer ce genre de gargarisme, qui a l'avantage de laver plus complètement la cavité nasale et de la débarrasser des mucosités plus ou moins adhérentes qui l'encombrent souvent. Du reste, ces effets s'obtiennent plus facilement par l'emploi de la douche nasale que l'on utilise journellement pour combattre le coryza et le catarrhe naso-pharyngien.

La douche ou irrigation nasale se pratique, soit dans les salles de pulvérisation, soit dans quelques baignoires de l'établissement de la Raillère.

Il est souvent utile de conseiller des interruptions plus ou moins fréquentes dans l'application de la douche nasale. Sa durée doit être subordonnée à la tolérance du malade et aux effets obtenus : elle varie habituellement de deux à dix minutes.

Lorsque les douches nasales déterminent des troubles persistants du côté de la tête ou des phénomènes d'irritation locale trop prononcés, on peut les remplacer par les douches d'eau de la Raillère, à faible pression, qui s'administrent dans quelques cabinets de bains et sont moins chaudes et moins irritantes que celles de César.

Il est bon que les malades sachent que l'action de se moucher avec effort après l'irrigation nasale peut déterminer l'entrée d'une petite quantité de liquide dans la caisse; ils doivent se borner à souffler par le nez ou à faire quelques expirations brusques pour désobstruer les fosses nasales.

Enfin, on doit également les engager à séjourner, pendant un certain temps, dans l'établissement, après la séance d'irrigation, pour éviter à la muqueuse nasale les inconvénients d'une brusque exposition à l'air.

On prescrit généralement le humage, dès le début de la cure, pour habituer la muqueuse nasale au contact de l'eau à l'état globulaire et de la vapeur sulfureuse, et aussi pour tâter son impressionnabilité. Bien que ce mode de traitement produise une action détersive et résolutive beaucoup moins marquée que la douche nasale, il est plus spécialement indiqué toutes les fois que celle-ci n'est pas tolérée et dans tous les cas où il est utile d'agir sur la muqueuse des sinus ou anfractuosités des fosses nasales qui sont fréquemment le siège d'inflammations et difficiles à atteindre par les moyens ordinaires.

La pulvérisation est ordinairement employée pour modifier les granulations pharyngiennes. Outre son action topique qui peut être comparée à celle des gargarismes, elle produit une percussion ou plutôt une sorte de massage qui tend à dégorger les tissus et à provoquer des effets résolutifs. Elle contribue aussi à réveiller ou à augmenter la contractilité des muscles palatins.

La pulvérisation détermine, plus tôt que les autres modes de traitement local, une action excitatrice sur la muqueuse pharyngienne. Aussi est-il souvent utile de faire d'abord usage des tambours fins, afin d'arriver graduellement à l'emploi de la douche pulvérisée.

Les douches pharyngiennes à jet filiforme sont rarement employées, parce qu'elles sont douées d'une grande force de percussion et qu'elles déterminent parfois de véritables ecchymoses et de fortes irritations locales. On les remplace avec avantage par les douches à faible pression qui ont été installées, sur les indications du Dr Bouyer, dans quelques baignoires de la Raillère. Ces irrigations peuvent être pratiquées alternativement dans la gorge et dans le nez.

La pulvérisation peut également être dirigée dans les fosses nasales, au moyen d'un embout spécial, soit pour compléter l'action de la douche nasale, dans certains cas, soit pour la remplacer lorsqu'elle est mal supportée.

Employée sous forme de brouillard fin, l'eau pénètre profondément dans toutes les anfractuosités des fosses nasales et elle est entraînée en partie dans le pharynx nasal. Si l'eau pulvérisée produit une action détersive moins puissante que celle de la douche nasale, elle a, par contre, l'avantage de favoriser, par son extrême division, son absorption par la muqueuse, tout en contribuant à modifier l'état pathologique de cette dernière.

Le traitement thermal du catarrhe pharyngo-auriculaire demande souvent à être secondé, dans ses effets, par l'application de solutions caustiques destinées à réprimer les granulations ou végétations situées dans le voisinage de la trompe et à modifier les inflammations anciennes de la muqueuse rétro-nasale.

Il est également très important d'insuffler de l'air dans les caisses, pendant la cure, soit par le procédé de Politzer ou de Valsalva, soit avec l'aide du cathétérisme de la trompe. Ce moyen est d'autant plus indiqué que les malades éprouvent généralement, sous l'influence du traitement thermal, une augmentation de surdité due à une recrudescence d'hyperémie et de tuméfaction de la muqueuse.

L'insufflation d'air dans l'oreille constitue par

elle-même un moyen de traitement utile non seulement pour rétablir l'équilibre entre l'air de la caisse et celui du pharynx, mais encore pour chasser les mucosités qui encombrent la trompe et la cavité tympanique, et aussi pour lutter contre la tendance aux adhérences en exerçant une pression mécanique (sorte de massage) sur le tympan et les membranes des fenêtres.

Bien que le traitement local du catarrhe pharyngo-auriculaire semble présenter une importance prépondérante, le traitement général, comprenant la boisson, le bain et la douche, n'en est pas moins utile pour seconder et compléter ses effets.

Le traitement thermal produit fréquemment des exacerbations locales plus ou moins accentuées qui se manifestent à une époque variable de la cure et quelquefois après la cessation de la médication. Ces exacerbations peuvent passer inaperçues dans certains cas. Lorsqu'elles sont modérées, elles sont souvent suivies de bons effets qui se traduisent par des modifications des sécrétions qui deviennent plus fluides et moins abondantes, par la disparition de l'odeur propre à ces sécrétions et par une sensation de désobstruction des fosses nasales, et aussi par des changements favorables du côté de l'ouïe, de l'odorat et du timbre de la voix.

Le plus souvent la dysécie subit des variations ou même augmente considérablement dans le cours de la cure. Aussi bien des malades sont-ils disposés à se décourager et à abandonner le traitement thermal. Il est donc utile de les prévenir que la médication locale produit, par son action irritante sur la muqueuse, soit la diminution momentanée du calibre de la trompe, soit l'oblitération de son ouverture, et que, dans ces cas, l'augmentation de surdité vient pour ainsi dire témoigner de la nature catarrhale de l'affection.

Les modifications favorables de l'ouïe sont quelquefois lentes à se produire dans les inflammations profondes et anciennes, mais elles s'accentuent généralement d'une façon manifeste, après la cessation du traitement thermal, lorsque tout phénomène d'excitation locale a disparu.

Il est très important de soumettre les catarrhes pharyngo-auriculaires à des traitements longs et répétés, à raison de leur ténacité et de leur tendance aux récidives.

URIAGE. — On y fait des injections et des pulvérisations d'eau sulfureuse dans le conduit auditif.

Mais ce sera surtout le traitement général qui produira les résultats les plus certains.

Le traitement ne doit pas durer moins de quarante jours.

EAUX SALINES

LA BOURBOULE. — On emploie seulement les irrigations et les lavages à l'eau minérale.

LA MER. — Quand l'otorrhée est idiopathique, on autorisera les bains, en ayant soin de boucher les oreilles avec du coton imprégné d'un corps gras. S'il y avait la moindre céphalalgie on suspendrait de suite, de crainte de propagation du côté des méninges.

De toute façon on ne devra jamais plonger la tête dans l'eau et ne jamais faire durer le bain plus de trois minutes.

S'il y a une perforation de la membrane du tympan, on proscrira les bains.

On ne devra jamais faire d'injection d'eau de mer dans le conduit auditif, parce que chez les malades atteints d'otorrhée, le tympan est ramolli et moins élastique, et qu'un choc même léger peut le rompre. Aussi l'on ne doit jamais laisser plonger ces malades d'une certaine hauteur, afin d'éviter de soumettre le tympan à une pression qui le déchirerait.

Ces cas réclament un traitement très prolongé.

SALIES-DE-BÉARN. — Le traitement général consistera en bains.

Comme traitement local on fera des injections d'eau salée, en ayant soin de les mitiger et de calmer, si cela est nécessaire, par des irrigations émollientes, l'excès d'irritation qu'elles ont pu produire.

Quand l'affection auriculaire est vraiment de nature lymphatique, la guérison est la règle.

EAU ACIDULE

SAINT-ALBAN. — Outre l'injection de l'eau, on donne des *douches d'acide carbonique* dans le conduit auditif.

Pour cela on se sert d'un ajutage en forme de bec de basson, qu'on introduit dans le conduit auditif. On éprouve d'abord un froid analogue à celui qui résulte du déplacement d'une colonne d'air. Puis on a la sensation auditive que donnerait le bruit d'une locomotive à une certaine distance. Ensuite, arrive une sensation de chaleur pouvant atteindre jusqu'à la brûlure.

La durée habituelle est cinq minutes.

Ces douches sont très utiles surtout quand il existe un certain degré de surdité, susceptible de guérir. On observe toujours pendant la douche une plus grande sensibilité de l'ouïe et l'on voit au bout d'un certain temps la surdité diminuer progressivement chaque jour.

Cette exaltation de la sensibilité de l'ouïe pendant la douche serait due, d'après Rotureau, à l'impétuosité du jet gazeux, à ce que le bruit qu'il fait et la force avec laquelle il s'écoule stimulent la membrane du tympan. Cela expliquerait aussi pourquoi cette plus grande sensibilité de l'ouïe, persiste peu de temps après la cessation de la douche.

On commencera par une ou deux douches par jour et l'on arrivera à cinq ou six suivant les cas.

Au bout de quinze séances, le médecin pourra juger si la maladie est curable ou non.

MALADIES DE LA GORGE

HYPERTROPHIE DES TISSUS ADÉNOÏDES DU PHARYNX

Angines glanduleuses. — L'angine des sujets lymphatiques est une angine *granuleuse* qui est caractérisée par la prolifération des follicules lymphatiques disséminés dans la couche superficielle du tissu sous-muqueux du pharynx. Ceux-ci peuvent alteindre le volume d'un pois et se montrer soit en chapelet soit sous forme de plaques.

Les symptômes habituels sont une sensation de chatouillement du côté du larynx, qui oblige à tousser, le rejet de mucosités épaisses, l'altération de la voix qui est voilée le matin et le soir. Il y a fréquemment coexistence de catarrhe de voisinage soit du côté des fosses nasales soit du côté du larynx. Dans cet organe, la lésion porte surtout sur les cordes vocales.

Cette affection est très rebelle et nécessite souvent une intervention chirurgicale.

Hypertrophie des amygdales. — Cette affection a pour conséquence de gêner le passage de l'air, d'où des modifications de la respiration et de la voix. Celle-ci est sourde, étranglée. La respiration est courte, l'hématose imparfaite, la nutrition languissante.

Tumeurs adénoïdes du pharynx. (*Hypertrophie de la glande de Luschka*). Cette affection est caractérisée par l'hypertrophie de l'amygdale pharyngée, c'est-à-dire de cette couche glanduleuse qui s'étend jusqu'à l'orifice des trompes en tapissant la voûte et la paroi postérieure du pharynx.

Les symptômes sont très caractéristiques. Les enfants ont l'air hébété, la bouche constamment entr'ouverte, la respiration ronflante, la parole éteinte et sourde, la voix morte (Meyer). L'accumulation des masses glanduleuses autour des orifices des trompes détermine des troubles auditifs graves. L'examen rhinoscopique permet de se rendre compte facilement des lésions. Il en est de même du toucher, car il suffit de porter l'index en arrière du voile du palais pour trouver une masse fongueuse et molle qui donne la sensation d'un paquet de vers.

Les sécrétions sont abondantes, visqueuses, parfois teintées de sang.

Catarrhe naso-pharyngien. — Voir le traitement à *Coryza* et à l'article *Maladies des oreilles*.

TRAITEMENT

EAUX SULFUREUSES

BARÈGES. — Outre le traitement interne, on fait des pulvérisations locales qui amènent une réduction très rapide dans le volume des glandes hypertrophiées.

CHALLES. — Le traitement a sur toutes ces manifestations une action régressive et résolutive très nette.

Dans l'*angine glanduleuse* et l'*hypertrophie des amygdales*, on emploie les pulvérisations et les gargarismes, en même temps que le traitement interne. On apaise ainsi d'une façon remarquable les phénomènes d'irritation et l'hypersécrétion.

Dans le cas de *tumeurs adénoïdes*, outre le traitement interne, on fait des irrigations nasales. Mais on rencontre parfois de grandes difficultés. Chez les enfants indociles ou porteurs de tumeurs volumineuses, le médecin doit surveiller lui-même cette opération, pendant toute la durée de la cure. Avec le siphon de Weber, on devra toujours modérer d'autant plus la pression que l'obstacle sera plus difficile à vaincre. Plus on abaissera le récipient et plus on aura de chances de succès; moins on courra le risque de provoquer une otite moyenne en poussant le liquide à travers la trompe dans la caisse du tympan. Après avoir tâtonné pendant quelques séances, on arrive à faire passer deux à trois litres de liquide.

Dans les cas peu marqués et capables de régression, on obtient l'atrophie du tissu végétant. Dans les autres cas, le traitement se bornera à préparer les malades à une opération ou à compléter les résultats d'une intervention chirurgicale antérieure (Raugé).

ENGHIEN. — On donne des douches pharyngiennes à l'aide d'appareils à grillage ou, chez les enfants rebelles, à l'aide du spéculum buccal de Mathieu.

Dans toutes les affections du pharynx, on combine généralement l'inhalation et la pulvérisation avec les douches, les bains et la boisson.

EAUX SALINES

LA BOURBOULE. — On emploie les différentes pratiques suivantes :

Le gargarisme.

Les pulvérisations au tamis ou à la palette pendant dix à quinze minutes.

Le humage à la température de 32° à 34°. Il se fait au moyen d'un appareil dans lequel l'eau minérale, lancée en jets filiformes, à haute pression, contre les parois métalliques, est réduite en poussière impalpable, que le malade respire par le nez et par la bouche.

Les inhalations à la température de 33° à 35°. Leur principe est le même que pour le humage avec cette différence que le malade est entouré de poussières et de vapeur minérales.

Après ces diverses pratiques, le malade prend toujours un bain de pieds de cinq minutes à 45° ou 50° ou bien une douche (Heulz).

Bex (Suisse). — On fait des inhalations à la lampe. Le liquide pulvérisé est tantôt l'eau salée étendue, plus souvent l'eau mère. On commence généralement avec une assez faible proportion d'eau mère, 1/6 environ et l'on augmente autant que la susceptibilité de la muqueuse pharyngienne le permet jusqu'à 1/3, 1/2 ou même davantage. On ajoute souvent quelques gouttes d'huile essentielle de pin. Il se fait une irritation légère des muqueuses du pharynx et du larynx. On évite qu'elle ne soit trop vive. Aussi on n'emploie ce traitement que dans les états chroniques sans processus congestif.

MALADIES DES ORGANES GÉNITAUX

Mode d'évolution des manifestations génitales du lymphatisme chez la femme (Caulet) (1). — Le lymphatisme est une cause très fréquente de maladie de l'appareil génital chez la femme, et un facteur de chronicité encore plus que de gravité de ces maladies ; son influence s'exerce ici aux différents âges.

1. Caulet. — Traitement des affections utérines à Saint-Sauveur,

On la constate dès la plus tendre enfance où il provoque des leucorrhées plus souvent séro-muqueuses que purulentes, parfois fétides, liées ordinairement à de la vulvite, reconnaissable à la rougeur de la vulve, du vestibule et des petites lèvres; quelquefois en outre à de la vaginite que caractérisent le boursouflement de l'hymen et l'écoulement puriforme auquel l'orifice donne passage; ces accidents se perpétuent facilement, pour peu qu'on les néglige et lorsqu'ils ont duré quelques mois il est rare que les soins de propreté suffisent à en débarrasser les malades; dans ces conditions le traitement général ne réussit pas toujours à les guérir; d'ordinaire ils cèdent facilement aux irrigations vulvaires appropriées, mais s'ils résistent on ne doit pas hésiter à pratiquer des injections vaginales que l'on fait ici avec une petite canule en caoutchouc souple.

Le lymphatisme s'accuse en outre par un retard de la puberté, et lorsque l'évolution pubère s'est annoncée, tant bien que mal, par de l'aménorrhée. Pour intervenir utilement, le médecin doit ici distinguer soigneusement les cas d'aménorrhée vraie, où il n'existe pas de trace de molimen menstruel, de ceux où ce molimen existe sans aboutir à l'éruption sanguine. Dans ce dernier cas l'application opportune des moyens propres à augmenter et à fixer la fluxion locale sont rapidement suivis de succès (bains chauds, locaux ou généraux, sinapismes, emménagogues, purgations, etc.).

Une fois réglée, la jeune fille lymphatique contracte facilement des leucorrhées vaginales (fleurs blanches, écoulement laiteux n'empesant pas le linge) qu'il faut bien distinguer de la sécrétion plus

épaisse, gommeuse, puriforme, dépendant du catarrhe vaginal ou vaginite, affection qui n'est pas non
plus très rare ici; ces fleurs blanches s'établissent
souvent sans cause appréciable, d'ordinaire elles
cèdent facilement à une médication générale appropriée.

Le catarrhe vaginal ou vaginite suit le refroidissement, surtout lorsqu'il porte sur les extrémités
inférieures; il récidive facilement et passe bientôt à
l'état chronique; lorsque le traitement général
tarde à le guérir, il ne faut pas hésiter à recourir
aux injections appropriées qui d'habitude en viennent à bout très rapidement.

Ces divers accidents vaginaux de la jeune fille
guérissant souvent seuls et ne résistant guère à la
thérapeutique, ne sont point graves à proprement
parler et ne retentissent guère sur l'état général;
il n'en est pas de même du catarrhe cervical qui est
toujours une affection sérieuse; on sait qu'il se
traduit ici par un écoulement albumineux visqueux,
empesant le linge, sur lequel il laisse des taches
rondes caractéristiques; le plus souvent cet écoulement reste incolore, nacré, semblable au blanc
d'œuf cru, rarement il devient jaune-vert en dehors
de complications, exceptionnelles à ce moment de
la vie; il n'entraîne guère ici de malaises locaux
mais il réagit facilement sur l'état général et cause
souvent des troubles nerveux, nutritifs et des symptômes gastriques; comme le catarrhe vaginal, il est
souvent causé par des refroidissements et se perpétue aisément à l'état chronique; il réclame un
traitement général, surtout en bains, et l'usage de
vêtements chauds, caleçons de laine, etc....

Chez les femmes mariées, le catarrhe cervical exige en outre l'emploi régulier des injections; le médecin ne doit pas perdre de vue que chez ces dernières le catarrhe s'infecte aisément, et qu'il peut aboutir alors à une affection des plus rebelles à la thérapeutique tant médicale que chirurgicale; il importe donc d'en instituer de bonne heure le traitement qui consiste surtout en bains sulfureux (trois par semaine et cela pendant des mois).

Le lymphatisme joue un rôle important dans l'étiologie des métropathies suite de couches dont il favorise le développement et qu'il tend à perpétuer.

On sait que, sous son influence, la métrite revêt souvent la forme qu'on désignait autrefois sous le nom d'engorgement et se complique aisément de lésion des annexes.

Il serait hors de propos d'insister ici, nous ferons seulement remarquer que les affections génitales des sujets lymphatiques sont généralement torpides, à représentation symptomatique peu développée, que dans bien des cas elles restent latentes pendant des mois et sont alors méconnues.

La médication générale est pour ainsi dire indispensable ici et presque toujours efficace, même dans les cas où le mal existe depuis longtemps.

Constatons pour terminer que le lymphatisme influence peu la ménopause qui est généralement facile et régulière; il est vrai qu'à ce moment de la vie cette disposition morbide s'est sensiblement atténuée; les pertes sanguines, les bouffées de chaleur et de sueurs et les diverses vésanies qui marquent si fréquemment l'âge critique font généralement ici défaut.

Vulvite et leucorrhée. — Les fillettes et même les jeunes filles sont sujettes à l'inflammation de la muqueuse vulvo-vaginale. Celle-ci est rouge, douloureuse au toucher, couverte d'érosions et de muco-pus. Les grandes lèvres et la peau des parties voisines sont le siège d'une irritation érythémateuse entretenue par l'écoulement leucorrhéique. L'inflammation peut s'étendre à l'utérus et donner lieu à des métrites et salpingites, ainsi que nous l'avons décrit plus haut.

Balanite-Blennorrhée. — La balanite se produit par une sécrétion muco-purulente de l'extrémité de l'urèthre et de la surface glando-préputiale, la ténacité de l'affection et la coexistence de lymphatides de la même région.

La blennorrhée siège dans la région prostatique de l'urèthre. Elle peut être soit primitive, soit secondaire à une blennorrhagie, mais se fait toujours remarquer par sa ténacité.

TRAITEMENT

Barèges. — Outre les bains généraux, on fait sur les parties atteintes des lotions d'eau sulfureuse. La guérison est la règle.

Salies-de-Béarn. — Le traitement consiste en bains généraux, lotions d'eau salée et, en dehors de ces pratiques balnéaires, on saupoudrera les parties avec de l'amidon.

Saint-Sauveur (Hautes-Pyrénées) (Caulet). — Ces eaux sulfureuses jouent un grand rôle dans la thérapeutique thermale des maladies des femmes. Elles sont tout à fait appropriées au traitement des métropathies des sujets lymphatiques. La cure consiste surtout en bains et en douches générales et locales, la boisson n'y joue qu'un rôle accessoire.

Le bain à la température de 32 à 34 degrés centigrades dure de 15 à 45 minutes et plus.

Les irrigations vaginales se prennent habituellement au bain sous une pression constante, de 10 centimètres à 1^m20 centimètres.

Une disposition spéciale à la station permet de les donner à la température même du bain, ou à une température de un degré plus élevée ou moins élevée que celui-ci.

Les irrigations ne conviennent généralement pas dans les lésions des annexes.

La douche générale (32 à 33 degrés centigrades) dont la durée varie de 5 à 15 minutes est souvent terminée par une douche froide.

On emploie souvent en outre à Saint-Sauveur la douche intestinale qui rend de grands services dans le traitement des périmétrites et de la constipation liée aux affections pelviennes.

Les eaux de Saint-Sauveur présentant la sulfuration des sources moyennes de Barèges et de Luchon sont des agents efficaces de la médication sulfureuse, mais indépendamment des applications générales qu'elles revendiquent à ce titre et qu'elles partagent avec les eaux similaires des Pyrénées, elle présentent une action élective, sur l'appareil utéro-ovarien et sont douées de vertus sédatives spéciales qui, ne ressortissant pas communément à la médication sulfureuse et d'ailleurs fort rares en thérapeutique thermale, les différentient de leurs congénères et ont déterminé le caractère *clinique* de la station.

Saint-Sauveur, en effet, est le type des eaux dites *utérines*; l'on n'y soigne guère que des femmes atteintes d'affections générales, compliquées ou non de névropathie.

MALADIES DES BRONCHES

Les symptômes du catarrhe bronchique de nature lymphatique sont les mêmes que ceux d'une bronchite ordinaire. Il survient soit par suite de transition brusque de température, soit par propagation d'un coryza ou d'une angine. Ce qui le caractérise plus spécialement, c'est que la période irritative est de courte durée : en peu de jours l'expectoration est muco-purulente. Il n'y a pas de fièvre. Au lieu de se terminer dans le laps de temps habituel à une bronchite, le catarrhe se prolonge indéfiniment, s'accompagnant d'une expectoration muqueuse abondante. Ce n'est donc plus une simple bronchite, c'est une bronchite de nature lymphatique.

TRAITEMENT

EAUX SULFUREUSES

Mode d'action des eaux sulfureuses. — (BOURGAREL). C'est dans les catarrhes liés au lymphatisme que la médication sulfureuse réussit le mieux.

Les effets de l'eau sulfureuse peuvent être suivis jour par jour. La modification de la toux, des sécrétions et des signes stéthoscopiques en donne la mesure.

Généralement, à la fin du premier septénaire, il y a une période d'excitation, se traduisant par une augmentation momentanée de la toux. Celle-ci n'est du reste très accentuée que si les malades ont pris des doses trop fortes d'eau sulfureuse.

Chez les enfants, la tolérance de l'eau sulfureuse est très grande. La période d'excitation se produit comme chez l'adulte, mais elle est facile à limiter. On n'est pas obligé de se borner à des doses minimes d'eau, chez eux les inhalations d'eau sulfurée sont très utiles à condition que les séances ne soient pas trop prolongées.

Les douches à température modérée et de courte durée leur sont très utiles par leur action tonique.

On ne devra pas donner de bains aux enfants à cause des chances de refroidissement (Bourgarel). De même on ne devra pas leur donner chaque jour une douche sulfureuse parce que cela leur donnerait de l'excitation, de l'insomnie et de la fièvre. Habituellement on leur donne trois douches par semaine. Chez les plus tolérants on les donne deux jours de suite avec un repos le troisième (1).

Amélie-les-Bains. — Le traitement consiste surtout en inhalations de vapeurs sulfhydriques, puis en douches révulsives sur les membres, en pédiluves à eau courante et en boissons à dose modérée.

Généralement quelques inhalations, même de

1. Bourgarel. — De l'emploi des eaux sulfurées dans les maladies des voies respiratoires (*Archives générales d'hydrologie, de climatologie et de balnéothérapie*, 1892).

courte durée, suffisent pour calmer les quintes
de toux et pour modifier les sécrétions bronchiques
tout en obligeant l'appareil respiratoire à une activité gymnastique à laquelle il n'était pas habitué.

PIERREFONDS. — On donne généralement deux
verres d'eau sulfureuse par jour. On fait des séances
d'inhalations d'eau pulvérisée, dont la durée peut
être assez prolongée et qu'on peut répéter deux fois
par jour. Au bout d'un mois les résultats sont assez
satisfaisants pour que souvent il n'y ait pas de
rechute l'hiver suivant.

ENGORGEMENTS GANGLIONNAIRES

Les engorgements ganglionnaires symptomati-
ques du lymphatisme ne sont autre chose que ce
qu'on appelait autrefois les *écrouelles*.

Cette vieille dénomination serait à conserver, ne
fût-ce que pour distinguer l'adénite d'origine lymphatique de la tuberculose ganglionnaire.

Leur siège de beaucoup le plus fréquent est la
région du cou, puis l'aisselle et l'aine.

A l'état normal, les ganglions sont à peine appréciables au toucher. Aussi dès qu'on perçoit sous
la peau une petite masse arrondie, pisiforme, globuleuse, c'est que la glande est déjà hypertrophiée. Elles peuvent être en nombre plus ou moins
grand, généralement en chapelet. Dans cette condition, elles peuvent être ou simplement hypertrophiées ou enflammées.

A l'état d'hypertrophie simple, elles ne sont pas
sensibles à la pression, elles sont à peine visibles
extérieurement et n'exercent aucun phénomène

de compression sur les organes du voisinage.

A l'état inflammatoire, la pression détermine une douleur tantôt sourde, tantôt vive, aiguë, qui existe sur tous les trajets des ganglions et des vaisseaux enflammés.

La peau est le siège d'une coloration rosée en plaque ou sous forme de trainées correspondant aux vaisseaux lymphatiques enflammés.

Cet état inflammatoire disparaît généralement avec la cause qui l'a produit. Mais dans quelques cas, le ganglion reste volumineux.

Dans certains cas, même, le volume de la glande augmente jusqu'à atteindre la grosseur d'une noix et sans déterminer de la douleur. Le ganglion reste élastique. sa surface est lisse. unie, il roule toujours sous les téguments. Cet état d'hypertrophie peut rester stationnaire. Mais d'autres fois, on constate de la chaleur, de la douleur, de la tuméfaction; le ganglion au lieu de rouler sous la peau, contracte des adhérences avec les parties voisines, il est le siège de battements, de douleurs pulsatives, la peau devient rouge et bientôt on perçoit de la fluctuation. Si l'on n'y fait pas une incision, l'abcès s'ouvre à l'extérieur et laisse alors après sa guérison ces cicatrices indélébiles qui resteront toute la vie le stigmate de la tare lymphatique qui a existé dans l'enfance.

TRAITEMENT

EAUX SALINES

BALARUC (1). — On fait donner des douches sur

1. PLANCHE. — Des boues minérales à Balaruc (*Congrès d'hydrologie de Biarritz*).

l'organe affecté et on prescrit des applications de
boues minérales. Dans ce dernier cas, on voit survenir les phénomènes d'une réaction très vive;
bientôt la tumeur devient dure, plus petite, roule
sous le doigt. Si les ganglions engorgés sont agglo-
mérés pour constituer une tumeur globuleuse et
lisse, au bout de quelques jours, le tissu connectif
subit un travail de régression, la tumeur devient
bosselée et les ganglions diminuent de volume en
devenant plus durs.

BEX (Suisse). — On applique localement des compresses imbibées d'eau mère mélangée à deux ou
trois parties d'eau douce. Ces applications ont beaucoup plus d'importance à la période de suppuration.
Sous l'influence excitante de l'eau mère, celle-là est
hâtée, les plaies fistuleuses et les ulcérations se
détergent et un travail de réparation plus actif accélère la cicatrisation. On voit même souvent disparaître par résorption, pendant la cure ou à sa suite,
les ganglions anciens ou indurés.

BOURBON L'ARCHAMBAULT. — On donne surtout des
bains chauds de 35 à 40 degrés ainsi que des douches
chaudes de 38 à 42 degrés.

LA BOURBOULE. — On fait prendre des bains à 35°
pendant vingt à trente minutes, suivis d'une douche à 38° de moyenne pression, administrée avec la
pomme d'arrosoir pendant cinq à dix minutes en
douchant particulièrement la région malade.

Dans certains cas rebelles, on donne la douche
alternative.

Bourbonne. — Les eaux produisent la résorption des engorgements ganglionnaires. Elles font quelquefois disparaître spontanément les abcès sous-cutanés, elles activent toujours leur marche trop lente. Quand le pus est évacué, elles rendent facile la cicatrisation régulière du foyer et des fistules. On fait quelquefois usage pour cela de fomentations et de cataplasmes de boues.

Dax. — Les adénites, *uniques* ou *massées* en nappe, sont toujours très heureusement modifiées par les bains, les douches et les compresses imbibées d'eaux mères que l'on maintient sur les tumeurs ganglionnaires. Après un certain nombre de bains, les tumeurs de la région cervicale, par exemple, celles qu'on peut suivre plus particulièrement, s'isolent l'une de l'autre, se dissocient au fur et à mesure que leur volume diminue. Elles arrivent même assez souvent à disparaître après une seule saison, mais, nous nous empressons de le dire, cette guérison ne doit pas être toujours considérée comme définitive. Parfois, en effet, les tumeurs peuvent reparaître l'année suivante, moins volumineuses et moins nombreuses, c'est vrai, mais leur présence indique que l'état général du malade n'a pas été assez avantageusement modifié. Toutefois, malgré ses insuccès relatifs, le traitement par les eaux mères de Dax doit encore être prescrit, et grâce à ces cures répétées l'on arrive souvent à obtenir des guérisons inespérées.

Dans les *adénites suppurées*, les eaux mères augmentent d'abord l'écoulement du pus qui devient ensuite moins abondant et plus louable, puis, les ulcérations, les trajets fistuleux finissent par être remplis de bourgeons charnus et par s'oblitérer.

LAVEY (Suisse). — Outre le traitement général, on administre des douches locales en dirigeant un jet tiède sur les glandes engorgées et un jet très chaud sur les extrémités inférieures.

LA MER. — Au point de vue du traitement marin il y a à considérer trois périodes :

Hypertrophie et engorgement;

Inflammation;

Suppuration.

Nous allons donc examiner les résultats et le mode d'action du traitement marin dans ces trois périodes. Les considérations que nous ferons valoir à cet égard seront empruntées aux travaux si remarquables à tous égards de M. Cazin (1) et de M. Van Merris (2). Nous ne ferons à ces auteurs qu'un seul reproche, c'est qu'ils ont englobé, sous la dénomination de scrofuleuses, des formes appartenant manifestement à la tuberculose. Mais en même temps nous nous empressons de reconnaître qu'à l'époque où ils écrivaient, on n'avait pas encore séparé nettement ce qui appartient à la tuberculose et aux autres états morbides englobés sous le nom de scrofule.

1° *Adénites indurées.* — Dès que le malade arrive à la mer, non seulement l'empâtement du tissu cellulaire qui englobe les ganglions dans sa masse

1. CAZIN. *Loc. cit.*
2. VAN MERRIS. *Loc. cit.*

ne fait plus de progrès, mais déjà au bout d'une quinzaine de jours de traitement, on le voit se résoudre et il finit par s'évanouir. Alors les ganglions apparaissent plus nettement, petits, indurés, mobiles sous la peau, et, à leur tour, ils suivent un mouvement de régression lent et continu. S'ils finissent par disparaître complètement ou s'ils persistent en cet état de petites tumeurs à peine perceptibles à la palpation, c'est la guérison. Si, au contraire, les ganglions restent assez volumineux pour être appréciables à l'œil, ce n'est qu'une amélioration.

2° *Adénites suppurées.* — Si l'abcès a été ouvert par le bistouri, il marche vers une guérison rapide et régulière. Si son ouverture a été abandonnée à la nature et qu'il y ait des fistules, des décollements, on voit peu à peu le fond des abcès se déterger, le foyer se combler, les bourgeons charnus prendre un bel aspect, et les fistules se rétracter et se cicatriser.

3° *Adénites enflammées.* — On voit quelquefois, sous l'influence du traitement marin, un ganglion induré subir une poussée inflammatoire et s'abcéder. On aurait tort de s'effrayer de ce processus, car il est des cas qui sont désespérants par leur chronicité et pour lesquels l'inflammation est le seul processus qui puisse amener la guérison. Dans ces cas, la conduite à tenir c'est de régler l'inflammation et de la limiter. Si l'on n'a affaire qu'à un seul foyer, constitué par la glande et son enveloppe, ou bien on arrive à une inflammation légère qui précipite l'évolution de l'adénite ou bien à un abcès circonscrit que l'on peut ouvrir à volonté. Si au contraire les ganglions sont volumineux, disposés sur le trajet des gros vaisseaux du cou, si l'organisme est assez délabré pour qu'on puisse craindre qu'il n'ait pas la force de suffire à la suppuration, alors il vaut mieux s'abstenir, car on risque d'être emporté par la tourmente inflammatoire (Van Merris).

Dans les deux premières catégories on donnera des bains de mer. Dans la troisième, le médecin seul pourra décider s'il faut se borner à une cure d'air marin ou si l'on doit chercher à provoquer la suppuration en faisant prendre des bains. C'est souvent le moyen d'arriver à la guérison.

Les bains de mer ont une double influence générale et locale.

1º Ils augmentent la vitalité des tissus et par suite la force de résistance.

2º Dans la première période, ils arrêtent l'évolution de l'adénite.

Dans la période d'état il n'ont qu'une action faible :

3º Lorsqu'il s'agit de fermer les plaies résultant de la suppuration ils ont alors une efficacité de premier ordre.

Outre les bains de mer, on fait aussi usage de fomentations à l'eau de mer, de compresses d'eaux mères, de cataplasmes faits avec des fucus.

En somme, on peut dire que le traitement marin appliqué judicieusement produit les meilleurs résultats dans l'engorgement des ganglions lymphatiques.

Saint-Nectaire. — On emploie, outre les douches générales en pluie, des douches d'eau pulvérisée. Sous cette influence, chaque tumeur formée par un ou plusieurs ganglions engorgés paraît se diviser en deux parties presque égales. Chaque partie ne tarde pas à se subdiviser en deux autres portions et ainsi de suite jusqu'à la disparition plus ou moins complète qui n'arrive qu'après la cure.

Si l'adénite affecte un certain nombre de ganglions, si elle est plus ancienne, il faudra ajouter à ce traitement les douches à jets filiformes, à très forte pression. Cette douche est difficile à supporter et assez douloureuse. Aussi on a soin de ne pas doucher pendant longtemps au même point et de promener le jet sur toute la surface de la tumeur.

Si l'adénite est enflammée et s'il y a menace de suppuration, on peut quelquefois la prévenir.

Salins (Jura). — On applique sur les engorgements ganglionnaires des compresses imbibées d'eau mère. Ce moyen contribue puissamment à résoudre les ganglions cervicaux, inguinaux ou autres.

Saxon (Suisse). — Bains de trois heures le matin et d'une heure l'après-midi et dix verres d'eau en boisson, de la façon qui est indiquée à l'article consacré à cette station.

EAUX SULFUREUSES

Baréges. — Lorsque les ganglions sont simplement engorgés, il ne faut pas adresser les malades à Baréges, car on n'obtient jamais la résolution des glandes.

Mais lorsque celles-ci suppurent, lorsqu'il reste des ulcères, des plaies, des fistules lents à se fermer, c'est alors que les eaux de Barèges sont utiles en activant la fonte des tissus, en tarissant la suppuration et hâtant la formation des cicatrices. On obtient alors une guérison rapide et définitive.

CAUTERETS. — Les eaux peuvent résoudre assez rapidement les engorgements ganglionnaires primitifs et de date récente, mais elles exercent une action moins directe et moins prompte sur les adénopathies secondaires et profondes comme les adénopathies trachéo-bronchiques.

Dans les cas d'adénites suppurées, elles produisent des résultats plus ou moins rapides et satisfaisants suivant les conditions constitutionnelles du sujet et l'étendue des lésions.

CHALLES. — On fait des applications prolongées de compresses trempées dans l'eau minérale pure ou mitigée, froide ou tiédie, selon les cas et pendant un temps qui varie selon la tolérance des malades et la susceptibilité du tégument. Pour ralentir l'évaporation et produire une sorte de fomentation, on recouvre la compresse d'un tissu imperméable et le tout est fixé par un bandage approprié. On maintient les compresses en place même la nuit. Il se produit une faible hyperémie et une légère macération des téguments qui demande à être surveillée chez les sujets à peau fine et délicate.

La pulvérisation de l'eau sur les masses ganglionnaires exige une observation plus attentive. La fréquence et la durée des séances, la distance à laquelle la région doit être frappée par le jet seront graduées et modifiées, selon le résultat obtenu. La faible vitalité de la peau chez les lymphatiques, la tendance aux éruptions impétigineuses obligent à une certaine réserve dans l'emploi de ce moyen. Ainsi à une distance moindre que vingt centimètres le jet présente une température assez élevée et ajoute un léger traumatisme à l'action chimique de l'eau. Après la pulvérisation, la peau est comme poudrée d'un léger dépôt blanchâtre produit par le soufre en nature et assez adhérent pour que les frictions aient peine à l'enlever.

Souvent l'amélioration ne se fait sentir qu'au bout de quelques semaines, quelquefois même ce n'est que quelques mois après le traitement.

URIAGE. — Outre le traitement général, on donne dans le bain, des douches locales sur le siège des engorgements ganglionnaires.

Quand ceux-ci ne sont pas trop anciens et ne présentent pas de travail inflammatoire, le traitement les fait disparaître complètement ou par réso'ution complète ou en les réduisant à de petits noyaux indurés sans importance. Il faut pour cela un traitement de trente à soixante jours, répété deux, trois et même quatre ans de suite dans les cas graves. Dans les cas de moyenne gravité, quarante jours suffisent, en répétant la médication deux ou trois ans de suite.

Les résultats ne se produisent que dans les deux ou trois premiers mois qui suivent le traitement thermal. Cependant, pendant le traitement, on obtient déjà la résolution de l'engorgement du tissu cellulaire ambiant et l'on ne sera autorisé à compter sur de bons effets ultérieurs que si l'on a obtenu avant la fin du traitement une diminution très marquée dans le volume des ganglions eux-mêmes.

Si la maladie se présente avec un commencement de travail inflammatoire ou suppuratif, les eaux ne peuvent qu'activer ce travail, résoudre en partie l'engorgement du tissu cellulaire environnant, limiter la suppuration et préparer une cicatrisation plus prompte et plus régulière en général. Mais cette suppuration n'est pas un effet du traitement et il n'y a pas d'avantage à chercher à la produire.

ULCÈRES, PLAIES ATONIQUES
TRAITEMENT

EAUX SULFUREUSES

BARÈGES. — Si les ulcères sont à large surface, on devra ménager la force et la durée des bains, l'irritation locale, l'absorption et par suite la saturation se produisant plus facilement; mais les accidents d'inflammation sont bien moins à craindre par les eaux sulfureuses que par les eaux salines ou les bains de mer, ce qui tient à l'onctuosité que possèdent les eaux de Barèges. C'est dans ce cas qu'on a préconisé avec avantage les cataplasmes de barégine, sans doute en raison de sa teneur en iode.

EAUX SALINES

BOURBONNE. — On se sert surtout de la douche en arrosoir qu'on promène doucement à la surface des ulcères. On détermine ainsi une excitation inflammatoire favorable. Sous son influence, la plaie prendra un meilleur aspect et se couvrira de bourgeons charnus, les bords se détergeront et s'abaisseront en même temps que le centre s'élèvera progressivement, en bonne voie de cicatrisation.

DAX (Landes). — Sous l'influence des bains d'eaux mères les *suppurations* subissent de grandes modifications. Le pus mal lié, de mauvaise nature qui s'écoule des plaies atoniques devient d'abord plus abondant, sa densité augmente, sa couleur change, en un mot, il prend l'aspect du pus crémeux, dit de bonne nature. A ce moment, la plaie s'est tuméfiée, elle est d'un rouge plus vif, et peu à peu l'on voit apparaître des bourgeons charnus auxquels seront dus bientôt la restauration des tissus et leur cicatrisation. Ainsi de vastes foyers purulents, détergés de leurs microbes pyogènes finissent par se fermer d'une façon complète et définitive.

SALINS (Jura). — On applique sur les ulcères et les plaies des compresses imbibées d'eau mère. On voit alors les sécrétions purulentes se modifier, puis le pus mal lié, de mauvaise nature, augmente, sa densité devient plus forte, sa couleur change; en un mot il prend l'aspect du pus crémeux, dit de bonne nature. A ce moment, la plaie s'est tuméfiée, elle est d'un rouge plus vif et l'on voit apparaître des bourgeons charnus qui caractérisent le commencement de l'inflammation réparatrice, à l'aide de laquelle on obtiendra la restauration des tissus et la cicatrisation (Guyenot).

III

TRAITEMENT CLIMATIQUE

DU LYMPHATISME

Le traitement climatique du lymphatisme doit être considéré surtout comme un traitement prophylactique, c'est-à-dire qu'étant donné un enfant ayant un tempérament lymphatique, il s'agira de prévenir chez lui les diverses manifestations de cet état. Néanmoins si celles-ci existent déjà, le traitement que nous allons exposer contribuera à les atténuer et jouera même dans la médication curative un rôle dont l'importance ne saurait être niée.

Les climats qui conviennent aux sujets lymphatiques sont de deux ordres :

1° Les climats de moyenne altitude.

2° Le climat marin.

Disons de suite que ce dernier jouit à juste titre d'une prépondérance légitime et que le séjour dans des climats d'altitude déterminée ne devra être considéré que comme le complément du traitement marin.

TRAITEMENT CLIMATIQUE PROPREMENT DIT

Les climats présentent dans leurs effets thérapeutiques une action très différente selon leurs caractères météorologiques. Il se dégage de suite, de l'étude des divers facteurs qui contribuent à influencer l'organisme, deux modes d'action bien distincts.

1° Une action tonique et stimulante.

2° Une action sédative.

Cette ligne de démarcation très nette permet dès maintenant d'attribuer les premiers aux sujets lymphatiques qui présentent une forme torpide et au contraire les seconds à ceux qui sont éréthiques, aux nerveux, aux gens excitables.

Nous allons donc examiner séparément les stations climatiques auxquelles il convient d'envoyer les malades de chacune de ces catégories. Cette étude sera forcément très succincte, car autrement elle nous entraînerait à des développements que ne comporte pas le côté essentiellement pratique d'après lequel cet ouvrage est conçu.

1º Des climats qui conviennent à la forme torpide du lymphatisme.

Ce qui caractérise cette forme c'est le défaut de stimulation, c'est l'atonie générale de toutes les fonctions. Il faut donc placer le malade dans des conditions telles que son organisme devra accomplir ses fonctions pour ainsi dire malgré lui.

Pour cela deux ordres de climats répondent à ce desideratum :

a. — Les climats *de moyenne altitude*, c'est-à-dire de 700 à 1300 mètres dont l'air est très pur et assez peu dense.

b. — Les climats *chauds et secs* dont l'action excitante se manifeste par les caractères suivants : afflux du sang de l'intérieur vers l'extérieur, d'où dilatation des vaisseaux capillaires de la peau, accélération de la circulation capillaire périphérique et augmentation des sécrétions cutanées. Ces conditions conviennent tout particulièrement aux malades qui ont des écoulements catarrhaux du côté des différentes muqueuses.

1º *Climats de moyenne altitude* (de 700 à 1300 mètres).

Suisse. — Toute la zone subalpine, dont les principaux endroits sont les suivants :

Airolo.	Bellegarde.
Alvaneu.	Charmey.
Avant (les).	Château d'Oex.
Axenstein.	Colombettes (les).

DISSENTIS.	SAINT-GEORGES.
FELSENEEG.	SAINT-NICOLAS.
MONTE GENEROSO (HÔTEL).	SAINTE-CROIX.
GÜRNIGEL.	SCHŒNECK.
LAC NOIR.	TARASP.
LAUTERBRUNNEN.	UETLIBERG.
LEYSIN.	VALS.
PLAN DE FRENIÈRES.	VALLORBE.
PLAN DES ILES.	VERS-L'EGLISE.
PONT (LE).	VILLARS.
SAINT-BEATENBERG.	WEISSENBOURG.
SAINT-CERGUES.	WEISSENSTEIN.

2° Climats chauds et secs.

HYÈRES. . ⎫
CANNES. . ⎪
NICE . . . ⎬ Pendant l'hiver.
MENTON. . ⎭

GÈNES. — Pendant le printemps et l'été seulement, car l'automne et l'hiver présentent des variations atmosphériques qui engendrent le froid et l'humidité.

FLORENCE. — Pendant l'automne et le printemps, car l'été est excessivement chaud et l'hiver froid et humide.

SIENNE. — Pendant l'été.

CASAMICCIOLA (île d'Ischia). — Du milieu du printemps à la fin de l'automne. On peut également mettre à profit les eaux chlorurées sodiques qui s'y trouvent.

NAPLES. — Pendant les derniers mois de l'hiver et le printemps, c'est-à-dire à l'époque où les grandes pluies ont cessé et où l'atmosphère devient plus calme et plus sereine.

ALGER. — De novembre à mai.

LE CAIRE. — De la seconde quinzaine d'octobre à la fin de mars.

VALENCE (Espagne). — D'octobre à mai.

ALICANTE. — Pendant l'hiver et le printemps.

MALAGA. — D'octobre à juin.

SÉVILLE. — Pendant l'hiver et le printemps.

LACS DE CÔME ET MAJEUR. — Printemps et été.

Au point de vue du choix de la saison, on peut répartir les différentes stations climatiques de la façon suivante :

Septembre. — AMÉLIE-LES-BAINS. ARCACHON. — ARCO (à partir du 15) — BADEN-BADEN — BELLINZONA — BEX — BIARRITZ — CLARENS — GERSAU — GRIES — INTERLAKEN — LUGANO — MERAN — MONTREUX — PALLANZA — VERNET — VEVEY — WIESBADEN.

Octobre. — AMÉLIE-LES-BAINS — ARCACHON — ARCO — BADEN-BADEN — BORDIGHERA — CLARENS — GRIES — LUGANO — MERAN — PALLANZA — PAU — SAN REMO — VENISE — VERNET — VEVEY.

Novembre, Décembre, Janvier, Février. — AJACCIO — ALGER — ARCO — BORDIGHERA — LE CAIRE — CANNES — CATANE — GRIES — HYÈRES — MADÈRE — MENTON — MERAN — NICE — SAN REMO — VENISE.

Mars. — ARCO — CATANE — CLARENS — GRIES — HYÈRES — MENTON — MERAN — NERVI — NICE — PALERME — PALLANZA — PAU — PISE — VENISE.

Avril. — ARCO — BEX — BORDIGHERA — CANNES —

GERSAN — GRIES — HYÈRES — MENTON — MERAN — NERVI — NICE — PALLANZA — PISE — VENISE.

2° Des climats qui conviennent à la forme éréthique du lymphatisme.

Les malades de cette catégorie ont besoin d'un air chaud et humide qui calmera leur susceptibilité, apaisera l'irritabilité nerveuse et stimulera en même temps les fonctions générales.

SUISSE. — *Zones des plaines et collines* de 200 à 700 mètres.

ACQUAROSSA.	MORNEX.
AIGLE.	NEUCHÂTEL.
AXENFELS.	OUCHY.
BADEN.	RAGATZ.
BECKENRIED.	RHEINFELDEN (eaux
BEX (eaux chloru-	chlorurées).
rées).	SAINT-GALL.
BRIENZ.	SAXON.
CHARNEX.	SCHAFFOUSE.
CHAMPEL.	SCHINZNACH.
GLARIS.	SCHWYTZ.
GENÈVE.	SION.
LAUSANNE.	TERRITET.
LAVEY.	VERNEX.
LOCARNO.	VEVEY.
LUCERNE.	WEGGIS.
LUGANO.	YVERDON.
MONTREUX.	ZOUG.
MORAT.	ZURICH.

ITALIE — VENISE. — D'octobre à fin mai.

GOLFE DE GAETE. — L'hiver.

MADÈRE — FUNCHAL. — De septembre à juillet.

TRAITEMENT CLIMATIQUE MARIN

AIR MARIN

Le facteur principal d'une cure climatique marine c'est l'air marin. Nous allons donc exposer très succinctement quelles sont les qualités de cet air qui peuvent être mises à profit pour le point de vue spécial que nous envisageons :

1° *Pression atmosphérique*. — Au niveau des plages, la pression atteint son maximum. Si l'on compare cette condition avec celle qui existe au sommet des montagnes où au contraire la pression est diminuée, on verra que la conséquence de ce fait c'est qu'au bord de la mer on absorbe dans le même nombre d'inspirations une quantité d'oxygène beaucoup plus grande, car cette absorption est en raison directe de la pression.

2° *Température*. — La température est plus constante que celle du continent. La chaleur de l'été y est plus tempérée et le froid de l'hiver y est moindre.

C'est cette qualité qui a fait appeler les climats marins climats *constants*. Mais il n'en est pas moins vrai qu'il peut survenir des variations brusques de températures passagères ou périodiques sous des influences météorologiques qui sont loin d'être rares et contre lesquelles il faut savoir prémunir les malades afin de leur éviter des refroidissements qui pourraient leur être très préjudicables.

3° *Mouvement.* — L'air n'est jamais en repos; il se fait constamment une alternative entre les vents de terre et la brise de mer qui le renouvelle et le purifie.

Ce mouvement de l'air joue le plus grand rôle dans la composition de l'air marin et surtout dans sa qualité. On sait en effet que la nature du vent diffère selon les heures de la journée, surtout pendant l'été. Ainsi, quand le temps est calme, on ne sent aucun mouvement dans l'air jusqu'à neuf heures du matin; puis arrive la brise de mer, faible d'abord et qui augmente progressivement jusqu'à trois heures. Ensuite elle baisse et fait place au vent de terre qui va en augmentant jusqu'au lever du soleil. Mais en dehors de ce mouvement alternatif régulier, il existe dans chaque région des vents *dominants* qui exercent une influence bien plus importante sur les qualités de l'air et l'intensité marine du climat. Ainsi on peut dire qu'une région possède le maximum du caractère marin lorsque les vents soufflent avec force et viennent habituellement de la mer; lorsque les côtes sont très découpées, ce qui favorise les points de contact du vent : telles sont les îles, les presqu'îles et les côtes très irrégulières. Ces qualités sont déjà moindres lorsque, avec les mêmes vents dominants, le rivage est aplati. Enfin elles sont tout à fait nulles quand les vents soufflent habituellement de terre et refoulent l'air marin. Il est donc très important de connaître le régime des vents de l'endroit où l'on doit faire une cure, puisque ceux-ci ont une si grande influence sur la qualité de l'air.

4° *Composition chimique.* — La composition chimique diffère de celle de l'air du continent en ce qu'il contient de l'ozone, c'est-à-dire de l'oxygène à l'état naissant qui est un excitant très actif de l'hématose. On a même constaté que l'ozone était beaucoup plus abondant sur le bord même de la mer que dans les terres ou en pleine mer. Aussi vaut-il mieux habiter sur les bords de la plage que partout ailleurs. Il renferme aussi du chlorure de sodium. Ce sel s'y trouve à l'état de véritable poussière aqueuse et en quantité d'autant plus grande que la mer est plus agitée. C'est un stimulant général qui en pénétrant dans le sang favorise son oxygénation.

5° *Humidité.* — L'atmosphère des côtes est toujours plus humide que celle des terres, mais cependant n'est jamais saturée. Cette humidité provient de ce que les vents en passant sur le Gulf Stream, qui baignent nos côtes, s'y échauffent, se chargent de vapeurs qui, sur les plages, se résolvent en humidité, en nuages et en pluie. C'est à l'humidité de l'air que l'on doit l'égalité de température du littoral, parce qu'il y a moins d'écart entre les maxima et les minima et aussi parce que ces écarts se font très lentement quand ils se produisent.

6° *Pureté.* — L'air de la mer est remarquablement pur, il est d'une virginité absolue, car il n'a jamais été en contact avec la moindre souillure.

Cette qualité primordiale a été démontrée d'une façon irréfutable. Les expériences d'Ingenhousz faites avec l'eudiomètre l'avaient amené à conclure que l'air de la mer était le plus pur, que celui de la côte se rapprochait le plus de sa pureté, que dans l'intérieur des terres il était beaucoup moins pur et que dans le voisinage des marais ou des eaux stagnantes il présentait un degré d'impureté absolue.

M. Miquel (1) est venu préciser encore davantage ces recherches en faisant recueillir avec toutes les précautions exigées, de l'air de la mer, en plein milieu de l'Océan et en l'étudiant au point de vue bactériologique.

Il a trouvé les chiffres suivants :

BACTÉRIES TROUVÉES PAR 10 MÈTRES CUBES D'AIR
DE LA MER

Côtes d'Amériques, vent du large. . .	5
Pleine mer	5
Côtes d'Afrique, vent de terre	60
Canaries	9

Il en résulte qu'en moyenne le nombre de bactéries trouvées dans 10 mètres cubes d'air est de 5 à 6. Ce chiffre est d'environ 1000 fois plus faible que celui obtenu à Montsouris.

On peut en conclure qu'un rôle épurateur considérable appartient aux océans et par suite aux vents qui les traversent. La mer possède la double faculté d'engloutir sans retour les microbes de l'air et de restituer aux continents dans un état de pureté

1. MIQUEL. — *Semaine médicale*, 1884.

presque absolue, l'atmosphère qui a voyagé quelque temps à sa surface. Si l'air des districts montagneux est peu riche en microbes, il faut avouer que l'air qui parvient directement de la mer aux stations balnéaires, présente un degré de pureté comparable à celui des hautes régions atmosphériques.

ACTION DE L'AIR MARIN

De toutes les qualités de l'air que nous venons de passer en revue, celle qui joue le plus grand rôle est certainement la pureté.

Il est tout à fait inutile de faire intervenir, comme on le répète si souvent à tort, les senteurs de varechs et les émanations de brome et d'iode. Il suffit qu'il soit pur et c'est le principal. C'est grâce à cela qu'il est aseptique, qu'il stimule davantage la muqueuse pulmonaire en y faisant arriver plus d'oxygène. Cette stimulation détermine une augmentation de l'amplitude respiratoire ce qui fait qu'il y a dans un temps moindre une plus grande quantité d'oxygène inspiré, au bord de la mer que dans l'intérieur des terres. Cette suractivité de la respiration est le premier phénomène que l'on observe, il est également le plus important, car c'est de lui que découlent tous les autres. Car en augmentant la richesse du sang qui se rend à tous les organes, il en accroît la vitalité et par suite le fonctionnement. Ce fait est très notable et s'observe dès les premiers jours qu'on habite au bord de la mer.

L'appétit est augmenté dans des proportions incroyables, en même temps que la digestion est facilitée et que l'assimilation se fait plus normale. Cela est si vrai qu'on arrive à faire supporter aux enfants des médicaments que leur estomac n'aurait jamais tolérés auparavant. Le système nerveux est excité également et peut-être encore plus vivement. Il se produit même parfois un tel éréthisme général qu'il y a un véritable état fébrile qu'on appelle *fièvre* ou *poussée marine*.

Son excitation porte surtout sur les fonctions de sensibilité et de motricité.

Aussi tandis que les malades épuisés ressentiront les meilleurs effets du séjour à la mer, il faudra néanmoins bien les surveiller. C'est ici surtout où il est important de bien s'assurer que la tolérance est établie, car il y a des susceptibilités nerveuses qui constituent une véritable contre-indication du séjour à la mer.

Mais, par contre, lorsque la tolérance est bien établie, on voit se produire de véritables résurrections. Ainsi les jeunes filles pâles nerveuses, affaiblies par la vie du monde ou par l'air insuffisant des grandes villes y trouvent l'activité du corps et la diversion de l'esprit qui manquent à leur hygiène. Le mouvement imprimé à la circulation modifie chez elles l'alanguissement ou l'irrégularité de la menstruation. L'excitation de l'appétit et l'alimentation plus copieuse qui en résulte favorisent l'assimilation et calment les troubles nerveux auxquels elles sont si souvent sujettes.

On pourrait encore observer des phénomènes d'intolérance du côté des voies respiratoires, c'est quand, au lieu de la facilité de la respiration que nous signalions plus haut, il survient de l'irritation bronchique, de la toux, de la dyspnée. Dans ces cas, il faut quitter la mer au plus vite.

ACCROISSEMENT DE LA TAILLE. — Un fait encore assez peu connu et sur lequel le docteur Van Merris (1) a très justement appelé l'attention c'est l'accroissement que subit la taille sous l'influence de la cure marine. On sait que de cinq à seize ans environ la taille de l'enfant s'accroît de cinq à six centimètres par an en moyenne, quand le développement de l'enfant est normal. Or cet auteur a constaté que les enfants soumis à son observation avaient subi un accroissement moyen de trois centimètres en deux mois ce qui représente l'équivalent de ce qu'un enfant bien portant gagne en sept ou huit mois et de ce que ces enfants mettaient auparavant dix à douze mois à acquérir.

ACCROISSEMENT DU PÉRIMÈTRE THORACIQUE. — Les anthropologistes tels que Quételet, Pagliani (2) ont constaté que chez les enfants de cinq à seize ans, le périmètre thoracique augmentait de seize millimètres par an. M. Van Merris a constaté chez les enfants de troupe, qu'il soignait, une augmentation de dix millimètres en moyenne en deux mois de séjour au bord de la mer. Ce chiffre représente les deux tiers du développement annuel moyen, c'est-à-dire ce qu'un enfant bien portant met huit mois et ce que ces enfants mettaient auparavant un an à acquérir.

ACCROISSEMENT DU POIDS. — A l'étranger, surtout en Russie, en Danemark, en Hollande, en Italie et

1. VAN MERRIS, *loc. cit.*, p. 581.
2. PAGLIANI. — *I fattori dello sviluppo umano*, Turin, 1876.

en Allemagne, les médecins des hôpitaux marins qui pèsent régulièrement leurs malades ont constaté une augmentation de poids de un à quatre kilogr., par saison de 45 à 60 jours. M. Van Merris (1) qui a fait les mêmes pesées a trouvé que l'augmentation moyenne était de 3 kilogr., que dans beaucoup de cas, elle atteignait cinq à six kilogr. et que dans la plupart elle oscillait de un à quatre, ce qui confirme tout à fait les données précédentes.

Cette augmentation du poids qui a été constatée par M. Van Merris sur des enfants de troupe, ainsi que par des médecins étrangers sur des enfants hospitalisés dans les sanatoria maritimes, tient à des causes multiples. Nous avons vu que le séjour seul au bord de la mer suffisait à stimuler toutes les fonctions de nutrition, par conséquent il y a déjà là un facteur de premier ordre. Mais il faut bien dire aussi qu'avant d'arriver dans ces établissements hospitaliers, ces enfants avaient une vie assez misérable et que se trouvant tout à coup soumis à une alimentation régulière et suffisamment abondante, en même temps qu'ils rencontraient un bien-être inconnu pour eux jusqu'alors ils devaient forcément bénéficier des nouvelles conditions d'existence dans lesquelles ils se trouvaient. C'est ainsi qu'on peut comprendre ces augmentations énormes de 6 kilogrammes en deux mois.

A côté de cela, Cazin prétend que, chez les enfants de la classe aisée, l'augmentation de poids est exceptionnelle.

Gaudet ajoute même qu'à la suite des bains de

____

1. Van Merris, *loc. cit.*, p. 584.

mer on observe un amaigrissement notable, qui se fait aux dépens du tissu cellulaire sous-cutané, lequel subit une véritable fonte. Chez les jeunes filles lymphatiques qui ont les seins développés, la diminution de volume de ces organes s'observe communément et coïncide avec une amélioration notable de la santé générale et des manifestations locales du lymphatisme.

Il y aurait donc lieu de compléter les observations de M. Van Merris en faisant porter les recherches sur des sujets ayant toujours eu une existence aisée et qui mèneraient au bord de la mer la même vie que chez eux.

Mais il n'en faut pas moins retenir les chiffres constatés par cet auteur. Si l'on compare, en effet, l'augmentation moyenne du poids qu'il a signalée avec celle que d'autres auteurs ont notée pour des enfants de même condition qu'on envoyait à la campagne, en colonies scolaires dans des asiles où ils recevaient une alimentation et des soins spéciaux, on voit alors que ces derniers ne progressaient pas comme les autres. Il faut donc bien reconnaître que la cure marine est venue ajouter son influence à celle du bien-être nouveau dont ces enfants se trouvaient jouir tout d'un coup.

Aussi croyons-nous qu'il faut attacher une très grande importance aux observations de M. Van Merris, d'autant mieux qu'il a su très bien voir qu'il y avait des sujets chez lesquels le poids n'augmentait pas.

Ainsi, dit-il, le poids reste stationnaire chez ceux qui n'assimilent pas bien, surtout chez les sujets lourds, apathiques, qui ne comprennent pas l'utilité des diverses pratiques auxquelles on les soumet. La diminution de poids ne s'observe que chez les jeunes sujets obèses, bouffis, d'habitudes sédentaires, que l'exercice et la vie au grand air fatiguent beaucoup.

Toutes ces évaluations concernant l'augmentation de la taille, du périmètre thoracique et du poids ont été faites sur des enfants qui ne restaient jamais plus de deux mois à la mer. On voit quelle impulsion considérable la cure marine fait subir à ces enfants, et ce qui est surtout intéressant à retenir, c'est que, dans cet espace de deux mois, ils gagnent ce que les enfants élevés dans les villes mettent un an à acquérir.

DYNAMOMÉTRIE. — Les observations faites par Cazin sur des enfants de la classe aisée ont dénoté, dans l'espace d'un mois, une augmentation moyenne de deux kilogrammes.

EXAMEN DU SANG. — Cazin a fait les constatations suivantes sur des enfants atteints d'adénites :

A l'arrivée à Berck, la moyenne des globules rouges était de 3 821 363.

Après trois à quatre mois de séjour, elle était de 4 525 909.

Soit 605 546 comme augmentation.

En somme toutes ces expériences ne font que confirmer ce que nous disions plus haut, à savoir que la cure marine stimulait toutes les fonctions et que par conséquent l'organisme entier bénéficiait de ce remontement général.

CHOIX DU LITTORAL

Quand on doit conduire un malade au bord de la mer pour faire une cure marine, l'on doit se préoccuper de deux choses :

1° De la région qui convient le mieux au type morbide que l'on doit traiter;

2° De choisir parmi les différentes plages de la région, celle qui répondra le mieux aux desiderata que nous tracerons plus loin.

Choix de la région. — On a divisé le littoral de la France en trois zones qui diffèrent entre elles par la nature du climat qui leur est propre.

1re zone : De Dunkerque à l'embouchure de la Loire. — La caractéristique de ce climat est le froid et l'humidité. L'exposition générale est le nord-ouest. Nous avons vu plus haut que l'humidité de l'air marin était une des conditions qui entretenaient la constance de la température. En été, la température moyenne est de 17°.6. Les pluies y sont fréquentes en toute saison. Le grand avantage de ce climat, c'est qu'on y vit dans un bain d'air saturé de vapeur d'eau salée.

En outre, la température de l'eau n'est jamais très élevée; en été, elle ne dépasse pas 16° à 20°. Les vagues sont fortes, ce qui réalise la meilleure condition pour faire de l'hydrothérapie marine.

On enverra sur ces côtes les lymphatiques *atones*, dont la poitrine est intacte, qui ne sont pas sujets aux bronchites, et qui sont exempts de nervosisme, en un mot tous ceux qui auront besoin d'un coup de fouet.

2e zone : DE L'EMBOUCHURE DE LA LOIRE à BIARRITZ. — Tout ce littoral est à l'abri des vents du nord et exposé en plein à ceux de l'ouest. La température y est plus élevée que dans la première zone; elle oscille entre 18° et 24° pendant l'été. L'air y est moins vif, il y a moins de tempêtes et on n'y voit pas ces sautes de vent qui, dans le nord, font varier la température plusieurs fois par jour. A côté de cela on y trouve les vagues fortes de l'Océan et une eau froide, qui constituent les qualités essentielles d'un bon bain.

Ce climat convient aux enfants impressionnables, nerveux, vivant habituellement dans des appartements confinés, disposés aux refroidissements, qui sont sujets à une réaction facile et qui redoutent également les vicissitudes atmosphériques de la Manche et les chaleurs du littoral méditerranéen. Ce ne sont plus des lymphatiques torpides, ce sont des éréthiques; ils n'ont plus besoin d'être excités, mais bien plutôt d'être calmés. Pour ceux-là, comme dit Van Merris, on recherchera une plage bien abritée du grand soleil et du grand vent, de l'extrême humidité comme de l'extrême sécheresse et qui offre à la fois les avantages d'un climat tempéré, d'une atmosphère marine et d'une vague ni trop froide ni trop tumultueuse. C'est le bassin d'Arcachon qu'il leur faut (1).

3e zone : LITTORAL DE LA MÉDITERRANÉE. — Ce qui

1. Voir pour plus de détails l'article *Sanatorium d'Arcachon.*

caractérise la Côte d'Azur, c'est la sécheresse, la
constance de la température. Grâce à cela on peut
prendre des bains en hiver, ainsi que cela se fait à
Cannes, à Hyères, à Nice, à Menton.

L'inconvénient de ce climat, c'est son absence
d'humidité et surtout le mistral, lorsqu'on séjourne
dans des endroits où l'on n'est pas abrité contre
lui. La mer ne présente pas le mouvement de
l'Océan ou de la Manche, il n'a pas de marée. Cela
a certainement le grand inconvénient, quand on
prend des bains, de ne pas bénéficier de la lame;
mais on a tout au moins l'avantage de pouvoir se
baigner tous les jours à la même heure.

La température de l'eau y est plus élevée, ce qui,
joint à l'absence de lames, enlève aux bains de mer
tous les caractères que nous énumérons plus loin et
dont la résultante est une bonne réaction.

Aussi c'est un séjour qui convient aux gens nerveux, à ceux qui sont prédisposés aux congestions
et surtout aux malades dont l'état de la poitrine
est suspect.

CHOIX DE LA PLAGE

Lorsqu'on doit fixer son choix sur l'endroit où
l'on dirigera un malade, il y a à tenir compte de
deux éléments :

1° La constitution même de la plage au point de
vue de sa nature, c'est-à-dire si c'est une plage de
sable ou une plage de galets.

2° Sa situation géographique, qui influera sur le
caractère du climat.

La première condition que doit remplir une plage,

c'est d'être constituée par du sable fin et d'être en pente douce, afin de permettre aux malades de marcher facilement et aux enfants de prendre leurs ébats sur un sol où ils ne puissent courir aucun risque de se blesser. C'est pour cette raison qu'il faut systématiquement repousser les plages de galets parce que ceux-ci, en favorisant les chutes, peuvent occasionner des traumatismes dont les conséquences pourraient être graves chez des sujets prédisposés comme le sont les lymphatiques.

La plage doit être orientée de façon à être éclairée obliquement par les rayons du soleil aux heures où l'on s'y rend soit pour la promenade, soit pour le bain. Elle doit être également exposée aux vents qui soufflent du large parce que ceux-ci représentent l'air à son maximum de pureté et de saturation saline.

Il y a aussi à tenir compte de la nature des terres voisines. Par exemple, à l'embouchure de beaucoup de rivières et au voisinage des étangs, il existe des marécages où l'eau douce se mêle à l'eau de mer et où il y a souvent des miasmes paludéens : ce fait se rencontre surtout dans la Méditerranée.

Une des conditions les plus favorables aux malades, c'est le voisinage d'une forêt de sapins ou de pins. Ceux-ci, en effet, répandent dans l'air des émanations balsamiques dont bénéficient les malades délicats. En outre ils diminuent la chaleur du jour, tamisent la lumière et arrêtent le vent. Malheureusement cela ne se rencontre pas facilement. Il n'y a guère que sur les plages de l'Ouest et de la Méditerranée où l'on trouve des forêts de pins sur le bord de la mer ; mais le climat de ces régions n'est approprié qu'à une certaine catégorie de malades, comme nous le verrons plus loin.

Quant à la situation géographique de la contrée où le malade sera envoyé, on la choisira selon le type morbide que celui-ci présentera. C'est ainsi qu'à ce point de vue on a divisé la France en trois zones qui sont appropriées à trois catégories de malades différentes comme nous venons de le voir plus haut.

CHOIX DE LA SAISON

Quand on envoie les enfants sur les bords de la Manche ou de l'Océan, on attendra le commencement de l'été. Par exemple, une saison de trois mois devrait être faite dans les mois de juin, juillet et août. A partir de septembre, les matinées et les soirées sont généralement un peu trop fraîches. Pendant l'hiver on enverra les malades sur les bords de la Méditerranée.

Quand on a affaire à des enfants lymphatiques riches, on devrait régler la cure de la façon suivante :

L'hiver : dans le midi.

L'été : sur les bords de la Manche.

L'automne et le printemps : dans le bassin d'Arcachon.

ACCLIMATEMENT A LA MER

Pendant les premiers jours, le malade restera éloigné de la plage. Puis, lorsque l'on voit que les nuits sont calmes, que l'appétit est bon, qu'il n'y a pas de sentiment de fatigue dans la journée, alors on permet le séjour sur la plage. On ne devra jamais sortir qu'après le lever du soleil et rentrer avant qu'il soit couché, car ce moment est celui où l'écart de température est le plus brusque. Le moment le plus favorable pour se promener est de 8 à 11 heures le matin et de 3 à 6 heures le soir.

Souvent les premiers jours, il y a quelques phénomènes d'intolérance qui se manifestent par du rhume, de la congestion de la gorge, de la fatigue du tube digestif et de l'excitation nerveuse. Il suffit alors de tenir l'enfant éloigné de la mer et l'on voit rapidement tous ces phénomènes s'apaiser d'eux-mêmes.

Quand les malades ont séjourné quelques jours seulement au bord de la mer, on s'aperçoit déjà des modifications favorables produites par l'air marin. Ainsi la peau se vascularise, se couvre de hâle, les yeux s'animent, les membres se fortifient. Mais il faut attendre plusieurs semaines pour voir s'opérer une véritable transformation tant au physique qu'au moral. La constitution se modifie complètement.

Le caractère suit une marche parallèle et l'on voit l'enfant devenir actif, gai, expansif, turbulent. Quand on conduit les malades sur la plage, ils doivent y prendre leurs ébats selon leur âge et selon leurs forces. Ainsi les très jeunes enfants feront des montagnes de sable, les plus âgés joueront au croquet ou au tennis, en ayant soin de proportionner la durée de leurs jeux à leur résistance physique et d'éviter la fatigue.

D'autres fois, on les laissera patauger dans l'eau, quand celle-ci aura été échauffée par le soleil comme cela se produit dans ces espèces de grandes cuvettes que la mer en se retirant, laisse pleines d'eau et qu'on appelle des *bâches*. En effet, comme le fait remarquer le Dr Houzel, entre chaque marée, ces bâches restent à découvert quatre à cinq heures, et l'eau y étant peu profonde s'échauffe rapidement aux rayons du soleil et peut atteindre facilement une température de 25 à 27 degrés. Il faut en profiter pour y mener jouer les enfants qui, tantôt s'amusent à barboter au bord, tantôt se mettent dans l'eau jusqu'à la ceinture et s'y livrent au plaisir de la pêche. Le profit qu'on retire de cette pratique est très grand. Ainsi les enfants nouvellement arrivés et qu'on ne laisse pas aller au bain, ceux qui sont trop jeunes ou trop délicats pour supporter la mer, jouent dans ces bâches sans inconvénient, s'acclimatent très vite et ne tardent pas à avoir leur constitution heureusement modifiée sous l'influence de cette sorte de bain et de l'air marin. Ceux qui vont au bain complet n'en retirent pas un moindre avantage. Cette eau presque tiède agit sur eux en vertu de ses principes salins. N'y plongeant que les jambes, ils peuvent y rester très longtemps, courir sur le sable pour y rester de nouveau sans crainte de se refroidir. La vitalité de leur peau se modifie et devient plus active, leurs chairs se raffermissent et s'ils ont des plaies elles se ferment rapidement. Au commencement du printemps et à l'automne, alors que la mer est trop froide pour permettre le bain, on mène chaque jour les enfants jouer dans ces bâches et ils s'en trouvent très bien.

DURÉE DU SÉJOUR AU BORD DE LA MER

En ce qui concerne le lymphatisme, la durée du séjour devra toujours être de plusieurs mois et elle devra être d'autant plus prolongée que les manifestations seront plus invétérées. Il faut souvent douze à quinze mois pour modifier le terrain et le rendre réfractaire à toute manifestation tuberculeuse. Dans ces conditions la guérison est certaine et définitive (Ch. Leroux) (1).

1. CHARLES LEROUX. — *L'assistance maritime des enfants et les hôpitaux marins*, in-8, Paris. 1892.

IV

TRAITEMENT BALNÉAIRE

DE L'EAU DE MER

Sans vouloir entrer dans de grands détails sur les propriétés physiques et chimiques de l'eau de mer, nous avons cependant à exposer certaines d'entre elles, qui sont intéressantes à connaître au point de vue spécial où nous nous plaçons.

1º *Composition chimique.* — L'eau de mer est une eau chlorurée sodique forte, mais sa composition chimique varie un peu selon les mers, et même selon les chimistes. Cependant on peut admettre comme à peu près exacte l'analyse suivante de Wurtz, dont les chiffres se rapprochent le plus de tous ceux obtenus.

	OCÉAN	MÉDITERRANÉE
	par litre	par litre
Chlorure de sodium. . . .	25.100	27.220
— de magnésium . .	3.500	6.140
— de potassium . .	0.700	0.700
Sulfate de magnésie. . . .	5.780	7.020
— de chaux.	0.150	0.150
Carbonate de chaux	0.020	»
— de magnésie. . .	0.180	0.190
— de potasse. . . .	0.230	0.210
Bromure de sodium	Traces	Traces
— de magnésium . .	—	—
Iodures.	—	—
	35.460	41.630

On voit que la Méditerranée est beaucoup plus chargée de sels que l'Océan, ce qui confirmerait ce fait, démontré par d'autres analyses, à savoir que la quantité de principes fixes augmente à mesure qu'on se rapproche de l'équateur et diminue à mesure qu'on se rapproche du pôle. Les chiffres suivants en sont la preuve.

La mer Rouge renferme	42	pour 1000 de sels
La Méditerranée —	41	—
L'Atlantique au large	38	—
La Manche	36	—
La mer du Nord	33	—
La Baltique occidentale	18	—
Le Sund et le Cattégat	16	—
La Baltique orientale	4.33	—
La rade de Cronstadt	0.61	—

Cela tient d'une part à la température extérieure qui, dans les régions tropicales, favorise l'évaporation en augmentant de ce fait la concentration de l'eau; d'autre part, à ce que certaines mers reçoivent plus ou moins de fleuves dont les eaux douces viennent diminuer la salure. Ce fait est très facile à constater. Ainsi à Honfleur, qui se trouve à l'embouchure de la Seine, on ne trouve que 13 grammes de chlorure de sodium, tandis qu'à Trouville, qui est à l'ouest de l'estuaire de la Seine, il y en a 28 grammes.

En dehors de ces sels, l'eau de mer renferme une matière organique qu'on appelle la *mucosine* (mucus ou mucosité de la mer). Cette matière, qui est onctueuse au toucher, subit rapidement la putréfaction. C'est ce qui empêche de transporter l'eau de mer.

2° *Densité.* — La densité varie comme la concentration de l'eau, c'est-à-dire qu'elle va en augmentant du pôle à l'équateur. Elle est de :

1025 dans la Manche,
1028 dans l'Océan,
1032 dans la Méditerranée.

L'augmentation de la densité a pour résultat de rendre moins prompt l'échauffement des parties de ce liquide en contact avec le corps. Il en résulte que les individus plongés dans l'eau de mer supportent le froid plus longtemps que ceux qui se baignent dans l'eau douce à une égale température et que la réaction est plus forte et plus rapide chez les premiers.

3° *Température.* — On sait en physique que plus un liquide est dense, plus il lui faudra de calories pour que sa température s'élève de 0 à 10 degrés, mais en revanche il conserve la chaleur acquise beaucoup plus longtemps. Aussi, en hiver, l'eau de mer est-elle plus chaude que l'air, et en été plus fraîche, et sa température annuelle est supérieure à celle de l'air.

En été, la température est de :

26 degrés dans l'Adriatique ;
24   —   — la Méditerranée ;
23   —   — le golfe de Gascogne ;
22   —   — la Manche ;
19   —   — la mer du Nord ;
16   —   — la Baltique.

Le Dr Van Merris (1) a fait, au sujet de la température, les observations suivantes dont tout le monde appréciera le côté pratique.

1° La température de l'eau de la mer s'élève et s'abaisse avec la température de l'air du rivage, mais ses oscillations sont beaucoup plus lentes et beaucoup moins étendues. Il en résulte que si, à la suite d'un orage, d'une pluie ou d'une saute de vent, un coup de froid frappe soudain la côte, l'air se refroidit beaucoup plus vite et plus considérablement que l'eau, et la température de celle-ci reste alors supérieure d'un ou de plusieurs degrés, Les baigneurs se rendent bien compte de ce phénomène et sentent que les parties de leurs corps immergées restent dans un milieu plus chaud que celles qui se trouvent au-dessus de l'eau; et, pour le dire en passant, c'est ce refroidissement par l'air et non pas par l'eau qui constitue un des inconvénients des bains de mer. De même par les chaudes journées d'été, quand l'air de la plage monte à des degrés exceptionnels, il est rare que la température de la mer dépasse de beaucoup sa moyenne habituelle. C'est pour la même raison que les variations diverses y sont bien moins appréciables que sur terre. De même que l'eau se réchauffe moins pendant le jour, de même elle se refroidit moins pendant la nuit. Lorsque les baigneurs se figurent que l'eau est plus chaude le soir ou le matin de bonne heure qu'en plein jour, ils font doublement erreur. L'eau et l'air se sont refroidis simultanément, mais l'eau moins que l'air. Leurs

---

1. VAN MERRIS. — *La scrofule et les bains de mer,* Paris, 1880.

températures tendent ainsi à s'équilibrer et c'est le froid réel de l'air qui fait croire à la chaleur apparente de l'eau.

2° C'est donc une erreur de croire que la température de la mer est toujours inférieure à celle de l'air. La vérité est que, dans les températures moyennes de la saison des bains, aux alentours de 20 degrés, celle de l'eau est généralement un peu au-dessous de celle de l'air de 1 à 3 degrés. Ces résultats varient d'ailleurs avec les stations. Il va de soi qu'ils ne sont pas les mêmes à Alger, à Venise et à Nice qu'à Berck, Dunkerque, Ostende. Scheveningue. Le fait général à retenir, c'est que la température de l'eau de mer est sinon constante, au moins peu variable en chaque point. Le plus souvent elle est un peu inférieure à celle de l'air, c'est ce qu'il faut pour prendre un bon bain au début de la saison. Plus tard quand le baigneur est plus acclimaté, il supporte des différences plus considérables, surtout quand la lame fouette la peau avec force et facilite ainsi une rapide réaction.

La température moyenne de l'eau est, pendant la saison des bains :

Pour la Manche. . . . . 18 degrés
Pour l'Océan. . . . . 20 —
Pour la Méditerranée. . . . . 22 —

2° *Mouvement.* — Même lorsqu'elle est calme, la mer est animée d'un mouvement incessant qui est surtout appréciable lorsqu'il y a de la vague ou de la houle. Ce mouvement exerce sur le corps une action qui se rapproche de celle du massage. Lorsque la vague déferle, elle constitue la meilleure des douches. Les vagues de la mer du Nord et de l'Océan sont plus fortes que celles de la Méditerranée et de la Baltique. D'une façon générale, la vitesse et la projection des vagues dépendent beaucoup de la direction du vent, c'est-à-dire selon que celui-ci vient seconder ou contrarier la marée. Pour que le bain de mer ait toute son action, il est nécessaire que l'eau soit un peu agitée; toutefois on évitera les fortes vagues aux enfants et aux sujets délicats. Elles pourraient leur causer des suffocations ou des palpitations.

BAINS DE MER FROIDS

Précautions à prendre :

1º Avant le bain. — On ne devra jamais faire baigner les malades dès leur arrivée à la mer. Il faut attendre pour cela environ quatre à cinq jours; alors, à ce moment, l'acclimatement est fait et l'on n'a plus à redouter les quelques phénomènes d'intolérance dont nous avons parlé.

Mais, d'une façon générale, on ne devra jamais faire prendre le premier bain par un temps de pluie ou par une mer forte, sous peine d'exposer l'enfant à ces petits accidents de début dont nous avons parlé, tels que coryza, angine, mouvement fébrile léger.

Pour ce qui concerne les enfants lymphatiques, il n'y a pas à tenir compte du jeune âge; toutefois, si l'enfant est très jeune et si le temps est très mauvais, on pourra commencer par des bains de mer chauds et l'on arrivera progressivement aux bains froids. On débute alors par une simple immersion et peu à peu l'on arrive à donner des bains de deux, trois, cinq minutes. On devra toujours tenir compte de l'impressionnabilité de l'enfant, et s'il manifeste une trop grande répugnance, on devra l'habituer peu à peu au contact de l'eau. Pour cela, il y a deux façons de procéder, selon l'âge du sujet.

a. — Si l'enfant est très jeune, on commence par le faire jouer sur le sable, on lui fait toucher l'eau avec les pieds et les mains, on lui montre les autres enfants qui se baignent avec plaisir, et au bout de plusieurs jours on arrive par la persuasion à le décider à se plonger dans l'eau, mais l'on ne doit jamais employer la violence.

On commence alors par une simple immersion, à la suite de laquelle on le sort tout à fait de l'eau, afin de lui donner le temps de se remettre du spasme qui s'empare à un plus ou moins haut degré de tout baigneur non aguerri. Puis on recommence le lendemain, si l'enfant ne montre pas trop de répugnance. Autrement on laisserait passer un jour ou deux avant de renouveler l'épreuve (Lemarchand).

b. — Si l'enfant a sept à huit ans et s'il existe un établissement d'hydrothérapie marine, on pourra procéder différemment. On commencera par lui faire des lotions fraîches dont on abaissera peu à peu la température jusqu'à ce qu'elle soit tout à fait froide. Ces lotions seront suivies de frictions sèches. Ensuite on donnera des douches chaudes terminées par un jet froid. On arrivera progressivement à la douche tout à fait froide et, alors, de là au bain il n'y a qu'un pas.

Age. — L'âge auquel les enfants peuvent prendre

un bain est l'objet de divergences assez grandes parmi les médecins. Les uns n'admettent pas qu'on fasse prendre aux enfants des bains de mer froids avant l'âge de deux ans ; d'autres avant quatre ans ; d'autres avant six ou sept ans. Il est bien difficile de fixer un âge minimum immuable. En ce qui concerne les sujets lymphatiques, on peut dire que ce sont ceux qui supportent le mieux la mer et qu'on aura tout avantage à leur faire prendre des bains, quand le médecin de la station maritime jugera qu'ils pourront le faire sans inconvénient.

Heure du bain. — Les enfants ne devront jamais se baigner à jeun, sinon il arrive très souvent que la réaction se fait mal. Toutefois ils ne devront prendre qu'un repas très léger et ne se baigner qu'une heure après. Quant aux adultes, il sera préférable qu'ils ne se baignent qu'à jeun. Mais comme l'heure du bain est subordonnée à celle de la marée, on ne se mettra à l'eau qu'une heure ou deux après un léger repas et trois ou quatre heures après un déjeuner copieux.

Le moment de la journée qui est le plus favorable pour le bain est compris entre 10 heures du matin et 5 heures du soir, mais on choisira toujours l'heure de la marée montante. Si l'on prenait le bain à une heure plus proche du lever, on se trouverait à ce moment où la peau, tout imprégnée encore de la chaleur du lit, présente une sensibilité trop grande pour le froid. De même, après le coucher du soleil, l'humidité de l'air et sa basse température ne sont pas favorables à la réaction.

Manière d'entrer dans l'eau. — Quand l'on va entrer dans l'eau, il ne faut pas avoir froid, il faut plutôt marcher un peu, se remuer de façon à ce qu'il y ait de la moiteur à la peau, parce que l'on accumule ainsi une somme plus grande de résistance au froid et que la réaction se trouve de ce fait plus facilitée.

Dès que l'on est arrivé au bord de l'eau, il faut se déshabiller rapidement et entrer de suite dans la mer. Mais il y a à cet égard diverses manières d'entrer dans l'eau, et il est loin d'être indifférent d'adopter l'une ou l'autre. En principe, il faut que tout le corps, y compris la tête, soit mouillé en même temps. Pour les adultes ou pour les enfants au-dessus de sept à huit ans, il est assez facile d'obtenir ce résultat.

Mais pour les enfants plus jeunes ou pour ceux qui sont très pusillanimes, on doit y arriver d'une façon détournée. Pour cela, on les confie à un baigneur qui peut procéder de deux façons : ou bien il pratique l'*affusion* qui consiste à verser sur la tête plusieurs seaux d'eau en prescrivant au malade de s'avancer et de s'accroupir afin de se mouiller complètement; ou bien il fait faire le *plongeon*, c'est-à-dire que, prenant le malade sur ses bras, et s'avançant jusqu'à la ceinture, il l'enfonce horizontalement entre deux eaux et répète ainsi cette manœuvre un plus ou moins grand nombre de fois. Mais ce que l'on ne devra jamais tolérer, c'est de laisser les malades entrer dans l'eau lentement en se mouillant peu à peu les différentes parties du corps.

En somme, la meilleure façon d'entrer dans l'eau c'est, pour ceux qui savent nager, de plonger tout le corps d'un seul coup dans la mer, et pour ceux qui ne savent pas nager, de courir rapidement au-devant

de l'eau et, quand on en a à moitié du corps, de se
mettre à genoux en inclinant la tête en avant et de
recevoir ainsi le choc de plusieurs lames, puis,
lorsqu'on s'est habitué au nouveau milieu dans
lequel on se trouve, on continue à prendre son bain
comme on le veut. Il faut cependant éviter de sortir
et de rentrer dans l'eau à plusieurs reprises, parce
que l'on contrarie ainsi la réaction.

2° PENDANT LE BAIN. — Une fois dans l'eau, il ne
faut pas rester immobile : il faut, ou bien nager, ou
bien se remuer le plus possible, s'enfoncer jusqu'au
cou, se relever en s'exposant à la lame, en répétant
ces mouvements tout le temps qu'on reste dans
l'eau.

La durée du bain est subordonnée à l'âge. Toutefois il est un principe dont on ne doit jamais se
départir, c'est que l'on doit sortir de l'eau avant
d'éprouver le second frisson, c'est-à-dire celui qui
survient au bout d'un certain temps quand l'on est
resté trop longtemps dans l'eau, temps qui varie
selon les sujets. S'il n'y a pas lieu de tenir compte
du premier frisson, qui survient quand on entre
dans l'eau, l'on ne doit jamais négliger le second,
car c'est un signe que le bain a été trop prolongé
et que, par conséquent, on doit sortir immédiatement. A plus forte raison ne doit-on pas attendre
que le malade grelotte et devienne verdâtre comme
on voit trop souvent le faire à des gens inexpéri-
mentés. Pour les très jeunes enfants la durée du
bain doit être extrêmement courte, on se bornera
à quelques immersions, « *three dips and out* » (1).

1. Trois plongeons puis dehors.

Quand ils sont un peu plus âgés, on fera prendre d'abord des bains de deux, trois minutes et on arrivera progressivement jusqu'à cinq minutes ; on atteindra rarement dix minutes. Pour les adultes on pourra atteindre quinze à vingt minutes, rarement une demi-heure ; tout dépend de la tolérance du sujet et de son degré d'accoutumance.

A Berck, la durée des bains est ainsi fixée :

Au-dessous de 4 ans : pas de bain froid
—   de 10 ans : 2 à 3 minutes.
Au-dessus de 10 ans : 3 à 5 minutes.

3° APRÈS LE BAIN. —'Dès que le bain est terminé, il faut sortir de l'eau le plus vite possible en se couvrant au besoin d'un peignoir de flanelle pour éviter le contact de l'air, puis gagner sa cabine et s'habiller le plus rapidement possible.

Si l'on éprouve une sensation de froid persistante, due généralement à la trop longue durée du bain, on prendra un verre à bordeaux de vin généreux, tel que xérès, porto, vieux bordeaux sucré et chaud, ou une infusion aromatique bien chaude préparée à l'avance. Si, malgré cela, les pieds restent gelés, on aura recours au bain de pieds chaud. Puis l'on fera une promenade à pied d'une allure un peu accélérée, jusqu'à ce que l'on sente que la réaction se fait d'une façon normale, c'est-à-dire que l'on éprouve une sensation de douce chaleur à la peau accompagnée d'un sentiment de bien-être général.

Nombre de bains. — La plupart du temps on ne fera prendre qu'un seul bain par jour.

Toutefois, chez les enfants de 8 à 15 ans, on

pourra en faire prendre deux. Mais cette pratique demande à être très surveillée et, dans ce cas, chaque bain devra être très court. On fera bien de n'adopter cette façon de procéder que lorsque le séjour des malades à la mer devra être très court.

On sait, en effet, que pour obtenir un résultat durable d'une saison à la mer, il faut que les malades aient pris un nombre minimum de bains qui a été fixé à 60 ou 70.

Mais il faut bien dire qu'on a obtenu d'excellents résultats avec un chiffre moindre. Néanmoins, en ce qui concerne les enfants lymphatiques on pourra augmenter le nombre de bains et prolonger la saison, on pourrait presque dire indéfiniment, car c'est la catégorie de malades qui supportent le mieux la balnéation marine, et qui voient leur santé s'améliorer à mesure que la cure se prolonge. Malgré cette tolérance spéciale, il peut cependant arriver que des sujets lymphatiques ayant pris déjà un nombre assez considérable de bains, présentent des symptômes d'intolérance. On voit alors les parties molles se tuméfier à nouveau, les plaies non encore cicatrisées se boursoufler. Contrairement à son habitude, l'enfant grelotte dans les bains et il survient des phénomènes d'excitation se manifestant par de l'insomnie ainsi que par des troubles circulatoires, intestinaux, et par des modifications dans le caractère. Il faut alors ou bien renvoyer l'enfant dans sa famille ou lui faire suspendre le traitement balnéaire pendant quinze jours ou trois semaines. Malgré cela, la marche vers la guérison n'est pas interrompue, on la voit, au contraire, suivre son cours comme auparavant.

ACTION PHYSIOLOGIQUE

Lorsqu'on entre dans l'eau de mer, la première
impression que l'on ressent est celle du froid accompagnée d'un frisson; la respiration est gênée : il
y a de l'oppression épigastrique et une sensation
de constriction céphalique. Ces phénomènes sont
d'autant plus accentués que l'immersion est plus
lente. Lorsqu'au contraire on entre rapidement
dans l'eau, ils ne durent que quelques secondes.

Ils sont dus uniquement à la perturbation ap-
portée à l'économie par l'eau de mer froide.

A cette perturbation succède un état d'équilibre
qui se traduit par un sentiment de bien-être. Les
fonctions respiratoire et circulatoire reprennent
leur cours normal, les mouvements sont facilités,
et à la sensation de froid succède souvent celle de
la chaleur. Ces différentes sensations ne sont pas
absolument constantes, elles sont beaucoup subor-
données à la température de l'air et à celle de la
mer, ainsi qu'à l'impressionnabilité du sujet. Aussi
n'avons-nous à en tenir compte simplement qu'à
titre de document, car elles n'ont par elles-mêmes
aucun effet curatif, elles représentent seulement
le mouvement de concentration qui n'est que le
prélude d'un phénomène plus complexe que l'on
appelle la réaction.

En effet, à celui-ci succède un mouvement d'expansion centrifuge qui constitue la réaction proprement dite qui agit sur la sensibilité, la respiration
et la circulation, et qui, par suite de phénomènes
alternatifs de recomposition et de décomposition,

agit sur les fonctions d'innervation et de nutrition. Aussi le but du traitement doit-il être de savoir proportionner l'intensité de la réaction aux forces de l'individu. On arrive ainsi à modifier un grand nombre de manifestations morbides qui ont pour caractère un affaiblissement des actes organiques.

Cela est si vrai que si l'on ne sait pas apprécier le degré de la résistance du sujet, si par exemple on prolonge le bain plus qu'il n'est nécessaire, on arrive à épuiser les forces de l'organisme.

Si maintenant nous observons d'une façon rapide les conséquences physiologiques de ce phénomène complexe qu'on appelle la réaction, nous voyons que celle-ci influence à la fois toutes les grandes fonctions. Ainsi la première phase de la réaction, qui est un mouvement de concentration, détermine le refoulement du sang dans les viscères, de sorte que ces organes se trouvent traversés par des masses de liquide qui en augmentent l'activité fonctionnelle et en modifient la constitution.

D'autre part, la respiration se trouvant gênée, le malade est obligé de faire des efforts plus grands, ce qui détermine l'augmentation de l'amplitude respiratoire. Celle-ci, s'exerçant sur un air plus dense et plus pur, active l'hématose et rend plus complète la rénovation de la masse sanguine.

Les centres nerveux subissent à leur tour l'influence favorable d'une irrigation sanguine plus tonique, ce qui favorise la régularisation des fonctions de motricité et de sensibilité.

En somme, tout l'organisme est le siège d'une stimulation qui porte sur tous les organes et qui, par suite, en réveille le fonctionnement et fait dis-

paraître les engorgements qui pouvaient exister
auparavant. Ce coup de fouet imprimé à l'économie
est particulièrement utile aux sujets lymphatiques
dont la caractéristique morbide est précisément
l'atonie de toutes les fonctions.

Ce tableau d'ensemble que nous venons de présenter, et qui résume bien tous les effets des bains
de mer froids, demande à être un peu dissocié, afin
d'en faire ressortir les points saillants qui doivent
rester gravés dans l'esprit du lecteur.

Gaudet (1) a très bien étudié cette question et
nous allons lui emprunter, en les résumant, les considérations qu'il a présentées à ce sujet. On peut,
d'après lui, diviser les effets des bains de mer en
primitifs et *consécutifs* :

1° *Effets primitifs.* — Nous avons vu que la sensation de froid qu'on éprouve en entrant dans l'eau
se traduit par un frisson qui se dissipe bientôt et
qui revient après un temps variable (frisson secondaire). On peut à cet égard ranger les individus en
trois catégories suivant leur degré de sensibilité au
contact de l'eau et la mesure de résistance qu'ils
opposent à son impression secondaire. L'intensité
de l'impression première et l'intervalle qui s'écoule
entre le premier et le second frisson peuvent servir
à fixer la durée que l'on doit donner aux bains.

La première catégorie comprend les individus
qui n'éprouvent pour ainsi dire aucune impression
en entrant dans l'eau. Ils peuvent très bien y rester
une demi-heure sans ressentir le second frisson,

1. GAUDET. — Recherches sur l'usage et les effets hygiéniques et
thérapeutiques des bains de mer.

surtout s'ils se livrent à la natation. Ce sont des
individus jeunes, sains, vigoureux, présentant de
l'embonpoint ou un développement marqué du système vasculaire périphérique.

La seconde catégorie comprend le plus grand
nombre d'individus. Ceux-ci ressentent une vive
impression de froid, accompagnée de saisissement
général, de suffocation. de contriction du thorax, de
l'épigastre, de l'abdomen et des attaches du dia-
phragme. Le visage pâlit, les traits se contractent
et le refoulement du sang de la périphérie au centre
occasionne des vertiges, des palpitations, un
sentiment de chaleur dans la poitrine ou une
légère quinte de toux. Ces symptômes cessent plus
ou moins vite et sont même suivis d'un sentiment
de bien-être. Le moment où apparaît le second
frisson varie beaucoup. Les individus jeunes, bien
portants, le ressentent assez tard. Au contraire les
sujets affaiblis l'éprouvent au bout de quelques
minutes.

La troisième catégorie comprend des individus
qui, en entrant dans la mer, sont saisis d'un froid
très vif, qui leur arrache des cris, colore bientôt
leur visage d'une teinte violacée et altère profondément leurs traits. Tantôt ils perdent leur frisson
pour le voir revenir au bout de trois ou quatre
minutes; tantôt ils restent dans l'immobilité en
proie aux malaises ou aux angoisses de ce frisson
primitif, pendant tout le temps de leur séjour dans
l'eau, d'où ils sortent en grelottant, en horripilant
de tout le corps et en claquant des dents. Il n'est
pas rare qu'ils conservent encore une certaine cris-
pation à la peau, un sentiment de froid général et

une teinte violacée des lèvres, après avoir ingéré
du vin chaud et sucré, après avoir été frictionnés,
après avoir pris un pédiluve chaud, s'être vêtus
chaudement et aussi avoir marché. Ce sont des
individus très nerveux, des gastralgiques, ceux qui
sont au moment d'une croissance rapide, ceux qui
touchent à la vieillesse ou qui viennent de faire
une saison thermale.

Effets consécutifs. — La plupart des individus
éprouvent après les premiers bains un certain degré
de lassitude générale, d'accablement du corps et
de la pensée, de paresse à marcher ou d'engour-
dissement et de somnolence au milieu du jour, surtout après le repas; pendant la nuit leur sommeil
est plus profond, plus lourd que de coutume. Malgré
cette fatigue, on voit souvent, au bout de quelques
jours, leur teint se vasculariser et les phénomènes
de collapsus nerveux disparaître et faire place à
des phénomènes contraires de l'état physique et
moral (Gaudet).

Chez d'autres, cette lassitude est portée à un plus
haut degré, à tel point parfois que leur instinct les
porterait volontiers à renoncer aux bains, si on ne
les encourageait à continuer; elle s'accompagne
d'une sensation de brisement dans les membres
qui les oblige à se coucher, d'étouffements qui se
renouvellent de temps en temps, d'un sentiment
d'oppression sternale durant une partie de la journée, de battements ou élancements et même d'une
sensation continue à la région précordiale chez ceux
qui en souffrent habituellement.

Le plus souvent l'appétit augmente, il survient

de la constipation; le sommeil est agité et entre-coupé de crampes, de rêves érotiques ou d'une irritation de la vessie qui peut aller jusqu'à la dysurie et à la douleur du col vésical, à la fin de la miction; enfin il survient à la surface du corps des chaleurs erratiques et diversement localisées, et des sueurs partielles et générales.

Un des phénomènes les plus fréquents, c'est la congestion de la tête qui se manifeste de diverses manières chez les enfants et les adultes. Les enfants deviennent rouges, mais sans chaleurs, ni douleurs, ni étincelles devant les yeux. Les adultes, au contraire, n'éprouvent pas la congestion à un certain degré sans en ressentir toutes les conséquences, qui sont très variables chez eux.

Tous ces effets physiologiques consécutifs au bain s'atténuent avec l'habitude. Mais il n'est pas rare de rencontrer des individus qui éprouvent toujours une certaine fatigue musculaire, un peu d'agitation la nuit, un certain degré d'anorexie, etc.

Quelquefois certains malades, qui ont une sus-ceptibilité nerveuse trop marquée, éprouvent des maux de tête ou des douleurs névralgiques. Les enfants de tout âge, surtout les nerveux, ressentent une excitation morale qui s'annonce par l'irascibi-lité du caractère, la taquinerie, la turbulence, l'iné-galité de l'humeur, etc... De même on voit parfois, après les premiers bains, survenir un léger coryza, un peu de toux et quelques troubles digestifs tels que vomissements ou diarrhée, mais tout cela dis-paraît au bout de quelques jours, soit spontanément, soit sous l'influence d'un laxatif ou d'un vomitif. Ce qui est plus habituel, ce sont les troubles de la menstruation, qui peuvent être très variés. Ainsi les règles peuvent être avancées ou reculées, ou même supprimées tout à fait pendant la cure. De même on peut voir apparaître certains écoulements muqueux ou sanguinolents qui ne sont autre chose que la manifestation des effets excitants du bain et qui n'ont aucune importance.

On voit aussi quelquefois des éruptions qu'on appelle *urticaires maritimes* et qui ne sont que le résultat d'une action locale sur une peau fine et impressionnable; ce sont des taches rouges, des petits boutons, quelquefois un érysipèle se développant sur les parties nues exposées au soleil, mais cela n'a rien de commun avec ce qu'on appelle la *poussée* des eaux minérales.

BAINS DE MER CHAUDS

Le bain de mer chaud se prend soit comme mode de traitement, soit pour préparer le malade au bain froid.

Comme *mode de traitement* le bain chaud sera pris à 35 degrés et n'excédera pas une durée de vingt-cinq minutes; cependant celle-ci pourra être d'une demi-heure à trois quarts d'heure. Ces bains doivent être administrés aux enfants au-dessous de deux ans; à ceux qui sont débilités, trop faibles pour pouvoir fournir une réaction franche, à ceux dont le système nerveux est trop surexcitable, de même qu'à ceux qui sont atteints d'affections cutanées, surtout prurigineuses.

Comme *mode d'entraînement* à l'eau froide, on doit débuter par une température de 30° pendant quinze minutes et, les jours suivants, on abaisse progressivement la température jusqu'à 25°; alors, la durée du bain ne doit pas dépasser dix minutes. On procède ainsi généralement quand il s'agit d'individus pusillanimes ou délicats, ou quand le temps est par trop mauvais pour conduire les malades à la mer.

Leur action physiologique est sensiblement la même que celle des bains froids. Ils en diffèrent en ce qu'ils ne présentent pas de période de spasme. Ils sont particulièrement excitants de la circulation et portent aux congestions capillaires, ce qui fait que l'on doit en limiter la durée. Ici la minéralisation agit avec beaucoup plus d'intensité que pour le bain froid, ce qui rapproche les bains de mer chauds des eaux chlorurées sodiques thermales. Au bout de quelques bains leur action se manifeste par un changement dans l'habitus extérieur, par une vascularisation de la face et un relèvement des forces. Sur la peau, on observe une action locale très marquée chez les sujets lymphatiques, se traduisant par une éruption d'urticaire, de la rougeur autour des trajets fistuleux, une diminution de l'écoulement purulent. Sur les muqueuses l'action est non moins énergique : certaines diarrhées chroniques s'atténuent ou cessent complètement, les écoulements leucorrhéiques des petites filles lymphatiques diminuent notablement.

On a proposé d'ajouter à l'eau de mer soit de l'eau douce, soit certaine substance ; mais les résultats obtenus ne sont pas de nature à encourager les médecins à persévérer dans cette voie. La seule substance dont l'addition à l'eau de mer pourrait être logique, ce serait celle des eaux-mères des marais salants, ainsi que cela se fait pour les eaux chlorurées sodiques.

Piscine. — A l'hôpital de Berck-sur-Mer, à Margate (Angleterre), à Refnaes (Danemark), on a installé des piscines où l'eau de mer peut être portée à la température que l'on désire. Le docteur Cazin (de Berk) ne se montre que médiocrement satisfait de ce mode d'emploi de l'eau de mer. Il fait remarquer que ce n'est plus le bain froid avec la lame, le mouvement et l'air vif qui inonde l'enfant, et ce n'est pas encore le bain chaud à 32°. C'est une sorte de balnéation bâtarde qui présente le grand inconvénient en hiver d'offrir une transition brusque de température entre l'atmosphère douce de la piscine et celle de l'extérieur, ce qui peut occasionner des bronchites, en outre et surtout la diffusion de la teigne ou autre affection contagieuse, par suite de l'immersion d'un grand nombre d'enfants dans un milieu peu étendu.

En résumé, sans accorder aux bains chauds une action aussi énergique qu'aux bains froids, Cazin considère qu'aidés de l'influence bienfaisante de l'air marin, ils peuvent rendre de grands services aux sujets lymphatiques.

BAINS DE MER A DOMICILE

Il est impossible de transporter l'eau de mer, en raison des matières organiques qu'elle contient, qui se putréfient très rapidement en donnant lieu à la formation d'hydrogène sulfuré.

Pour remédier à cela dans une certaine limite,

on pourra faire prendre aux malades des bains salés, d'après la formule ci-après. Il est bien évident que cela ne ressemble que de très loin à un bain pris au bord de la mer, parce qu'on n'a ni l'air marin ni le mouvement des vagues. Néanmoins on retirera de très bons effets de ces bains salés, et bien qu'ils soient très inférieurs aux véritables bains de mer, on aurait grand tort d'y renoncer, surtout l'hiver.

Bain de mer artificiel :

Chlorure de sodium. . . .	8 kilogrammes.
— de magnésium. .	$2^k,950.$
— de calcium. . . .	$0^k,700.$
Sulfate de soude cristallisé.	$3^k,500.$
Eau	300 litres.

DOUCHES D'EAU DE MER

Dans tous les cas où il existe une raison quelconque qui empêche de prendre le bain, on pourra avoir recours aux douches. Dutroulau prétend que la meilleure douche est celle que donne la lame. Il est des cas où la douche combinée au bain accélère les résultats du traitement, c'est lorsqu'il existe un état morbide local enté sur un état général, par exemple une tumeur ganglionnaire, chez un sujet lymphatique. Dans ce cas, la douche doit être locale. Mais, comme mode de traitement, elle ne sera jamais qu'un auxiliaire de la balnéation marine. On a cherché, à tort, à la comparer à la douche d'eau douce. Ce sont deux procédés hydrothérapiques différents, puisque l'un est donné avec de l'eau salée à une température de 18°, et l'autre avec de l'eau douce à une température maximum de 10°. Aussi leurs effets n'ont-ils rien de commun.

AUTRES MODES D'EMPLOI DE L'EAU DE MER

FOMENTATIONS. — On applique l'eau de mer d'une façon locale sur les engorgements ganglionnaires ulcérés ou non, sur les ulcères atoniques, soit sous forme de compresses, soit sous forme d'irrigations. Généralement, dans ces cas on l'emploie tiède, et on a soin de la filtrer afin d'en séparer le sable qu'elle peut tenir en suspension et qui pourrait être une cause d'irritation pour les plaies avec lesquelles il serait en contact.

Quelquefois l'eau de mer appliquée en fomentation, donne lieu à de l'érythème cutané qui disparaît au bout de quelques jours, quand on en cesse l'emploi.

LOTIONS. — Quand les enfants sont trop faibles, ou trop craintifs, ou ne peuvent supporter une immersion complète, Cazin conseille de leur faire des lotions répétées sur le dos, la poitrine, les membres, avec une éponge imbibée d'eau de mer. soit froide, soit dégourdie au soleil, soit chauffée. On fait ensuite quelques frictions sèches quand l'exercice n'est pas possible et on entoure le patient d'une couverture de laine pour le sécher ou favoriser la réaction.

PULVÉRISATION. — Les pulvérisations d'eau de mer sont peu usitées en France.

AFFUSIONS. — Les affusions d'eau de mer telles qu'on les pratique en Angleterre sont également très peu employées en France.

EAUX-MÈRES DES SALINES

On désigne sous le nom d'eaux-mères des eaux qui ont laissé déposer une grande partie de leur chlorure de sodium, que l'on extrait ainsi pour les besoins industriels.

L'eau de mer ne pèse à l'aréomètre Baumé que 3 degrés dans l'Océan et $3°,5$ dans la Méditerranée. Par suite de diverses manipulations, on arrive à la concentrer à divers degrés. Ainsi à partir de 25 à 27 degrés, elle laisse déposer de magnifiques trémies qu'on emploie pour l'alimentation. De 27 à 29 degrés le sel qui se dépose est de seconde qualité. De 29 à 32 degrés elles donnent un sel de qualité inférieure qui est très friable et qu'on emploie pour les salaisons sèches. Au-dessus de $32°,5$ les eaux contiennent encore une faible quantité de chlorure de sodium qu'on n'utilise pas. C'est à partir de ce moment qu'on les considère comme des *eaux-mères*. De 32 à 35 degrés les eaux-mères déposent un sel mixte composé par moitié de chlorure de sodium et de sulfate de magnésie. Au-dessus de 35 degrés, on extrait du sulfate de magnésie et des sels triples de soude de magnésie et de potasse. Il est donc intéressant de connaître exactement la composition des eaux-mères selon leur degré de concentration.

M. Usiglio a puisé de l'eau de la Méditerranée à 4 kilomètres du port de Cette, à un mètre de profondeur. Il en a fait l'analyse et a concentré ensuite cette eau à 25, à 30 et à 35 degrés. Le tableau suivant donne les résultats comparatifs de ces analyses :

ANALYSE DES EAUX-MÈRES DE LA MÉDITERRANÉE

A DIFFÉRENTS DEGRÉS DE CONCENTRATION DE USIGLIO

par 1000 grammes

	Eau de mer naturelle	à 25 degrés Baumé	à 30 degrés Baumé	à 35 degrés Baumé
Chlorure de sodium.	29.424	222.230	168.300	121.050
Chlorure de magnésium.	3.219	24.420	100.410	147 960
Sulfate de magnésie	2.477	18.714	62.310	86.760
Sulfate de chaux	1.357	1.712	»	»
Bromure de sodium.	0.556	4.320	11.610	15.450
Chlorure de potassium	0.505	4.050	14.490	24.970
Carbonate de chaux.	0.114	»	»	»
Oxyde de fer.	0,003	»	»	»
Eau	962.345	724.554	642.880	603.810
Total.	1000.000	1000.000	1000.000	1000.000

Eaux-mères du Croisic ou de Pen-Bron (1).

Densité à 12° = 1229.

	par litre
Chlorure de sodium.	266.300
— de magnésium.	48.150
— de calcium	12.060
Sulfate de soude.	25.110
— de magnésie.	27.430
— de chaux.	9.240
— de potasse.	8.500
Sels non dosés.	23.710
	420.500

Les eaux-mères se font donc remarquer par la grande quantité de chlorures qu'elles contiennent, ainsi que par la proportion notable de bromure de sodium.

On les emploie soit en compresses, soit mélangées à l'eau de mer.

Les compresses exercent sur la peau une action locale très énergique, c'est une véritable révulsion qui amène une rubéfaction très forte. Elles agissent comme un résolutif puissant. On les emploie assez rarement.

Quand on les mélange aux bains, on en ajoute une quantité progressivement élevée, depuis 1 jusqu'à 10 et 30 litres. On augmente la dose tous les deux ou trois jours, en surveillant les malades, de peur qu'il n'arrive des accidents congestifs.

Quand on ne dépasse pas la proportion de 1/6 d'eau-mère par bain, on obtient une action exci-

---

1. AUDEMARD, 1889.

tante, qui est très utile dans les manifestations du lymphatisme de nature torpide, tout particulièrement dans les engorgements ganglionnaires, en un mot toutes les fois qu'il s'agira de donner un coup de fouet à l'économie.

Les bains d'eaux-mères sont contre-indiqués chez tous les sujets pléthoriques qui sont prédisposés aux congestions sanguines et aux hémorrhagies. On devra les suspendre si, après huit ou dix bains, on voit le faciès s'altérer, les forces se perdre, la langueur augmenter. Il en sera de même quand la maladie prend un caractère franchement aigu. Il ne faut pas confondre cet état inflammatoire caractérisé par la chaleur à la peau, l'insomnie, la courbature, avec l'activité plus grande des fonctions qui précède si souvent la convalescence et qui, dans les maladies chroniques, est souvent un signe certain de l'efficacité du traitement (Leroy-Dupré).

BAIN DE SABLE

On doit choisir comme sable celui qui est baigné de temps en temps par la mer. S'il ne l'était pas du tout, il serait privé de sels, comme l'est le sable des dunes, et serait inefficace.

Pour préparer le bain, il suffit de choisir un endroit où le sable est fortement chauffé par le soleil et bien séché, on y pratique une fosse une demi-heure ou une heure avant le bain et on y introduit le malade complètement nu. On le recouvre petit à petit d'une légère couche de sable et on le laisse exposé à l'ardeur du soleil tout le temps qu'il peut le supporter, en lui abritant la tête avec un parasol. Pendant que le malade est ainsi enfoui dans le sable, on sent son pouls battre fortement, la figure s'anime, le corps rougit, une sueur abondante le recouvre et imprègne le sable qui est en contact avec elle de façon à former une croûte arénacée à la surface du corps.

La durée du bain ne doit pas dépasser un quart d'heure.

Au sortir du bain le malade est alangui. Il doit se mettre au lit et y rester jusqu'à ce que la sueur cesse, et prendre un consommé ou du vin généreux.

Ce bain a une action sédative puissante, mais bien peu d'enfants lymphatiques seraient en état de le supporter.

Il n'en est pas de même du bain de sable local. Par exemple on enfouit un membre affecté d'ulcérations ou une articulation malade.

Chez les sujets délicats, il donne souvent lieu à des érythèmes désagréables.

Cazin, qui a très largement pratiqué ce mode de traitement, n'est pas convaincu de son efficacité, du moins pour les manifestations du lymphatisme. Il le considère comme un adjuvant médiocrement efficace, devant être réservé pour les cas de tumeurs blanches absolument indolores. Quant aux abcès atoniques, peut-être en ressentent-ils une légère excitation menant à une tendance cicatricielle. En tous cas, il faudra interposer un pansement protecteur entre le sable et les plaies.

BAIN DE VASE OU BOUE MARINE

Ces bains ne sont usités qu'en Suède (1). ils n'ont donc pour nous qu'un intérêt médiocre. La manière de recueillir la vase est une opération assez compliquée. On ne s'en sert guère qu'en frictions qui agissent surtout mécaniquement en produisant une vive irritation à la peau.

Il serait impossible d'appliquer ce traitement à des enfants lymphatiques. En outre, nous nous garderions bien d'engager ces malades à faire une cure sur une plage où il y aurait de la vase.

EAU DE MER EN BOISSON

Prise à l'intérieur, l'eau de mer agit de deux manières, selon la dose.

A la dose de trois verres, elle a un effet purgatif et agit comme le ferait une bouteille d'eau de Sedlitz à 32 grammes. Cette action est produite par le chlorure de sodium à haute dose, par le chlorure de magnésium et le sulfate de magnésie.

A petite dose, c'est-à-dire à celle d'un demi-verre ou bien d'une ou deux cuillerées à soupe, selon les âges, l'eau de mer augmente l'acidité du suc gastrique, excite l'appétit, régularise les fonctions digestives. Une fois absorbée, elle active la circulation et accroît l'élimination de l'urée. On peut donc dire qu'elle est un stimulant de la nutrition.

1. DOR. — *De l'emploi de la vase dans les bains de mer de la Suède*, in-8°, Strasbourg, 1865.

Elle sera particulièrement indiquée chez les sujets lymphatiques gras, d'une nature mollasse, à circulation languissante, affectés d'adénite. On peut en fractionner les doses, et la prendre le matin, l'après-midi et le soir.

L'eau employée pour cet usage devra être puisée au large, car si on prenait celle qui baigne les côtes, on serait exposé à boire de l'eau souillée d'impuretés de toute nature.

Bien que l'ingestion de l'eau de mer présente des avantages sérieux dans les cas que nous avons indiqués, elle est en réalité fort peu employée à l'intérieur. Cela tient peut-être à ce qu'elle existe en trop grande abondance et à ce qu'il est si facile de s'en procurer, que cela semble un remède banal. Fonssagrives a bien raison de dire que « si le lit de l'Océan venait à se tarir et si l'eau de mer se réduisait à trois ou quatre griffons, les malades viendraient de tous les coins du monde y appliquer leurs lèvres ».

Eau de mer gazeuse. — La saveur de l'eau de mer est peu agréable, mais on s'y habitue très vite. Cette eau ne peut se transporter par suite de la présence des matières organiques dites *mucosités de la mer*, qui se putréfient très vite et réduisent les sulfates en sulfures, ce qui lui donne une odeur d'eau sulfureuse. Pour remédier à cela, Pasquier, de Fécamp, avait proposé de la gazéifier avec de l'acide carbonique. De prime abord cette idée avait paru très séduisante, cependant l'usage de cette eau gazeuse ne s'est pas répandu.

Pain a l'eau de mer. — On a proposé de remplacer l'eau douce par l'eau de mer dans la fabrication du pain. Celui-ci a le degré de salure voulue et est très agréable; il présente les avantages de l'eau de mer à petites doses. C'est plus qu'un aliment, c'est un médicament (Rabuteau). On a donc tout avantage à prescrire ce pain aux malades.

ALIMENTATION A L'EAU DE MER. — On peut obtenir les mêmes résultats que par l'ingestion de l'eau de mer en se servant de celle-ci pour faire cuire les poissons, les crevettes, homards, etc.. et en prenant comme base de l'alimentation la chair des animaux qui proviennent de la mer : poissons, crustacés, etc. On doit alors suivre la devise de Russell « *tout pour la mer et de la mer* ».

Dans certains pays, on fait des salades avec les herbes marines. Beauclair a même proposé d'ajouter de l'iode à l'eau de mer. Ces pratiques sont loin d'avoir la même importance que celles que nous venons d'énumérer.

CONTRE-INDICATIONS AU TRAITEMENT MARIN

ÉTAT NERVEUX. — Les sujets irritables, issus de parents hystériques ou épileptiques qui présentent cet état que J. Simon appelle *irritation cérébrale*, ne devront jamais séjourner sur une plage. L'air excitant de la mer leur donne des congestions et même des méningites.

En dehors de ceux-ci, il existe encore des enfants nerveux qui ne peuvent supporter la mer. On les voit au bout de quelques jours devenir méchants, acariâtres, excités au dernier point. Des petites filles d'une dizaine d'année ont ainsi des phénomènes névropathiques, qui peuvent faire présager l'hystérie à brève échéance. Dans ces cas, il faut les éloigner au plus vite de la mer.

AFFECTIONS CARDIAQUES. — Les malades atteints d'affections du cœur devront s'abstenir de bains de mer en raison de l'oppression, de l'étouffement et des palpitations qu'on éprouve en entrant dans l'eau. La répétition de ces phénomènes peut amener des syncopes toujours dangereuses et même de l'hypertrophie et des dilatations cardiaques.

Quant au simple séjour au bord de la mer, il n'est pas non plus à conseiller, en raison de la stimulation générale qu'il imprime à tous les organes et à toutes les fonctions et qui nécessite l'intégrité absolue de tous les tissus.

AFFECTIONS DES POUMONS. — Ce que nous venons de dire à propos du cœur peut s'appliquer également aux poumons. Les congestions répétées de ces organes peuvent donner lieu, chez les sujets prédisposés, à des bronchites, des pneumonies et des hémoptysies.

En dehors de ces cas, on devra interdire la mer aux catégories suivantes :

1° Ceux qui sont atteints de maladies aiguës inflammatoires ;

2° Ceux dont l'état morbide chronique prend une tournure aiguë ;

3° Ceux dont l'affection pourrait être exaspérée par le froid, telle que l'albuminurie.

HOPITAUX ET SANATORIA MARITIMES

Si l'on songe au nombre considérable de plages qui existent sur tout le littoral de la France, on comprendra qu'il nous est impossible de passer en revue chacune d'elles. Nous nous bornerons donc à donner des renseignements aussi pratiques que possible sur les endroits où l'on a installé des hôpitaux et sanatoria maritimes. Il a fallu en effet, pour ériger ces établissements sur telle ou telle plage, faire une sélection judicieuse, qui n'a pu être établie qu'après avoir étudié comparativement les qualités des diverses plages d'une même région. Cette étude, faite par des médecins très autorisés, nous permet donc de pouvoir présenter aujourd'hui au public médical un nombre déjà assez considérable de stations maritimes, où les enfants lymphatiques se trouveront dans les meilleures conditions pour y suivre une cure marine. Nous nous empressons de dire qu'en dehors des plages que nous allons passer en revue, il en existe une foule d'autres qui sont également dans d'excellentes conditions, et nous espérons bien que l'Œuvre des Hôpitaux marins, ainsi que l'initiative privée, qui ont déjà produit de si merveilleux résultats, continueront à chercher sur le littoral les endroits les plus favorables pour l'installation d'établissements qui ont déjà rendu de si grands services au pays, en restituant l'intégrité de la santé à tant d'enfants qui étaient destinés à être les victimes plus ou moins éloignées de la tuberculose.

Nous nous empressons de dire que la plupart des renseignements que nous donnons ici ont été puisés dans les ouvrages si remarquables à des titres différents de MM. Cazin et Ch. Leroux.

PLAGES DE LA MANCHE

BERCK-SUR-MER (Pas-de-Calais).

La plage est circonscrite à l'est par une zone de dunes dont la largeur varie de 100 à 400 mètres. De la cime de ces dunes, on embrasse sur une longueur de 21 kilomètres une étendue de sable qui, par les plus grandes marées, peut avoir de 1400 à 1600 mètres de large et présente en tous temps une surface unie sans galets ni rochers.

L'orientation de la plage est en plein ouest, de sorte qu'elle est préservée des vents froids du nord et de l'est et ne se ressent jamais des tempêtes qui soufflent du sud-ouest. La température ne s'abaisse jamais, par les plus grands froids, au-dessous de 9° et reste la plupart des hivers entre + 4° et + 5° par suite de la présence du courant du Gulf Stream qui longe les côtes de la Manche et de l'Océan, sous le nom de courant Rennel. Cette circonstance permet aux enfants de vivre, la plus grande partie de l'hiver, en plein air sur la plage.

Un autre avantage très précieux, c'est qu'on n'y trouve aucun cours d'eau arrivant de l'intérieur des terres et pouvant apporter à marée basse un tribut infect et malsain de vases et d'immondices.

En outre les sables ne sont pas mouvants et la mer laisse derrière elle de petits bassins formés par

des accidents de terrain dans lesquels les enfants
trouvent des bains à eau calme dont la température
s'élève parfois jusqu'à 25° (1).

Il existe actuellement cinq établissements hospitaliers :

1° *Hôpital maritime.* — Appartenant à l'Assistance
publique de Paris.

Cet hôpital reçoit les enfants qui lui sont envoyés
par les hôpitaux Trousseau et des Enfants-Malades.

En outre, il existe des places payantes. Celles-ci
sont réservées pour la plus grande part aux enfants
de Paris, du département de la Seine et du département de Seine-et-Oise.

Ces enfants doivent être présentés à l'un des
médecins de l'hôpital Trousseau ou de l'hôpital des
Enfants-Malades qui les examine. Leur admission
est prononcée, sur le vu du certificat médical, par
le Directeur de l'Assistance publique.

Les enfants habitant une localité non comprise
dans les départements ci-dessus mentionnés peuvent demander leur admission en adressant une
lettre au directeur de l'administration centrale ou
au directeur de l'hôpital de Berck. La demande doit
être accompagnée d'un certificat médical, conforme
à un modèle administratif déterminé, lequel est
communiqué pour avis à l'un des médecins des
hôpitaux de Paris, s'il est adressé au directeur
général, ou au médecin de Berck, si le directeur de
cet hôpital a été saisi de cette demande.

Le prix de la journée à payer pour chaque malade

1. BERGERON. — Rapport sur les résultats obtenus dans le traitement des scrofuleux à l'hôpital de Berck.

est de 2 fr. 10. Avant l'admission on doit payer deux mois d'avance, puis mensuellement, mais toujours un mois à l'avance.

La saison des bains commence, suivant la température, du 15 mai au 15 juin et finit du 15 septembre au 1er octobre.

Le nombre des bains varie pour chaque enfant, selon l'état du temps, de 80 à 100.

2° *Maison Cornu*. — C'est un véritable petit hôpital où l'administration des Enfants-Assistés de la Seine envoie ses malades ainsi que les enfants moralement abandonnés et les pupilles de la Ville de Paris.

On y reçoit aussi, pendant l'été, des enfants trouvés d'Arras et de Versailles.

Il existe aussi des malades payants qui peuvent être soignés dans des appartements particuliers.

3° *Hôpital Nathaniel de Rothschild*. — Cet établissement est destiné aux enfants israélites, mais exceptionnellement on y reçoit des catholiques.

L'admission se fait de deux façons :

1° En se faisant inscrire à l'hôpital de Picpus, à Paris, où le médecin, assisté du directeur, juge de l'opportunité de l'envoi à la mer.

2° Par une lettre émanant directement de Mme la baronne Nathaniel de Rothschild.

Le temps du séjour n'est pas limité, mais, en principe, il dépasse rarement 90 jours.

SANATORIUM DE SAINT-POL-SUR-MER (Nord).

Cet établissement, dû à l'initiative privée, est situé à 2 kilomètres du port de Dunkerque.

Les enfants proviennent tous du département du Nord, qui paye 1 fr. 50 par jour et par enfant.

SANATORIUM DE VER-SUR-MER (Calvados).

Ver-sur-Mer est situé près de Courseulles. La plage, exclusivement sablonneuse, est d'une étendue et d'une beauté exceptionnelles. Le climat y est doux. Le sanatorium est abrité des vents froids par une colline que domine un phare.

Cet établissement a été fondé par les docteurs Biron et Testelin. Il est spécialement destiné au traitement des enfants débiles et lymphatiques. On y reçoit des enfants des deux sexes, âgés de six à douze ans et exceptionnellement de douze à quinze. Le prix de la pension varie, suivant l'âge, de 100 à 125 francs par mois. On admet aussi des pensionnaires à demi-gratuité et à gratuité entière.

OCÉAN

ARCACHON (Gironde).

Sanatorium. — Arcachon est à la fois une station de bains de mer et une station hivernale. La ville s'étend sur 4 kilomètres le long de la plage méridionale du bassin, qui est lui-même une baie de l'Océan n'ayant pas moins de 80 kilomètres de tour. Cette partie de la ville (ville d'été) est dominée par les dunes couvertes de pins maritimes et formant une vaste forêt de plusieurs milliers d'hectares. Sur les premières de ces dunes est bâtie la ville d'hiver.

La plage est plate, uniformément inclinée en pente douce, sans galets, uniquement faite d'un sable moelleux et fin. Il n'y a pas de vagues; les eaux sont d'une grande tranquillité, mais un véritable courant continu renouvelle sans cesse la nappe d'eau. La température moyenne de l'eau de la mer est de 20 degrés.

La saison des bains de mer est ordinairement comprise entre le 15 juin et le 15 octobre.

Le climat d'Arcachon a le caractère de tous les climats maritimes, il n'a rien d'excessif. En été, il est moins chaud que celui des terres à latitude égale, et en hiver il est moins froid. Cette dernière différence, très marquée sur la plage du bassin, par un temps calme, peut aller juqu'à donner 2 ou 3 degrés de plus que dans la forêt; mais dès que le vent souffle, il faut rentrer sous le dôme des arbres, à l'abri des dunes. Néanmoins, les vents dominants nord-ouest, ouest, sud-ouest ne sont pas froids puisqu'ils ont passé sur l'immense étendue de l'Océan pour arriver jusqu'à nous; seulement ils sont parfois impétueux et refroidissent par leur impulsion même. Quand ils règnent, de décembre à février, pendant plusieurs jours consécutifs, c'est d'une façon continue. Aussi n'éprouve-t-on pas dans le sud-ouest ce phénomène habituel sur les côtes de la Méditerranée, d'une brusque transition entre la température du jour et celle de la nuit, phéno-

mène dû en partie à l'alternance de vents de mer
et de vents de terre, en partie à la rapide condensa-
tion de la vapeur d'eau atmosphérique. On peut dire
qu'il fait moins chaud le jour, et surtout au soleil,
dans le sud-ouest qu'en Provence, et souvent moins
froid la nuit (Hameau).

La forêt de pins maritimes qui entoure Arcachon
donne à cette station une valeur incontestable. Le
climat est doux, la température constante et uniforme. Le thermomètre en hiver descend rarement
au-dessous de 0 degré et la température hivernale moyenne est de 8 degrés (1).

Il y a deux zones climatiques distinctes à Arcachon : la zone marine sur les bords du bassin et la
zone sylvaine. *La première, plus tonique, plus excitante, convient aux sujets lymphatiques* et à certains
anémiques ; on l'utilise efficacement en toute saison
pour ces malades. La seconde, zone de forêt, n'a rien
de commun avec la première, on y trouve le mélange
des deux atmosphères saline et balsamique. Elle
a une action sédative, dont nous nous occuperons
plus tard à propos de la tuberculose.

Sanatorium des Pupilles de l'Assistance. — Il est
situé à 3 kilomètres de la forêt, à 300 mètres de
la plage. Au bord de la mer se trouve un emplacement en forme de plateau, entre deux dunes boisées
où se tiennent les enfants quand il fait beau. Sur
cet emplacement a été construit un bâtiment en bois
servant d'abri, en cas de pluie ou de trop grand
vent, et dans lequel se trouvent aussi les cabines

1. HAMEAU. — *Le climat d'Arcachon et le sanatorium maritime.*

de bains. Les enfants jouent donc sur le bord de la mer pendant presque toute la journée, et, quand il fait mauvais temps, ils ont, au sanatorium même, à la fois l'air de la mer, mitigé par l'air de la forêt, et l'air de la forêt. Cette situation est donc très saine et très favorable.

Les enfants admis au Sanatorium payent 2 francs par jour.

CAP-BRETON (Landes).

Asile départemental Sainte-Eugénie. — L'asile s'élève sur la plage, entre l'Océan et les dunes qui dominent le rivage.

La température oscille en hiver entre + 8° et — 4°. La température moyenne de l'eau de mer est de 18 degrés.

Le ciel est couvert et pluvieux en avril et mai. En juin, juillet et août, il est clair et bleu. En septembre et octobre, il apparaît quelques nuages. En novembre et décembre, il est un peu brumeux.

La plage est splendide. Elle est formée de sable fin, la pente en est fort douce. La mer à marée basse découvre une magnifique étendue de sable sur lequel les enfants jouent et se promènent dans les meilleures conditions.

Les enfants du département des Landes bénéficient seuls de la gratuité du séjour. Ceux qui sont étrangers au département payent 1 fr. 25 par jour.

PEN-BRON (Loire-Inférieure).

Hôpital maritime. — La situation de Pen-Bron, à la pointe de la presqu'île qui fait face au port du

Croisic, est idéale. C'est une langue de terre de 2 kilomètres de longueur, sur 100 à 200 mètres de largeur, formée par une dune assez unie, reposant sur une assise de roches. De ses bords s'étendent, au nord-ouest et au sud-est, deux plages à très faible pente de sable fin, où la mer laisse, à marée basse, de petites flaques d'eau, dont la température, sous l'action des rayons solaires, s'élève rapidement à 20 ou 25 degrés. L'orientation différente de ces plages permet toujours de les utiliser alternativement suivant la direction des vents régnants, tandis que les collines atténuent l'âpreté des vents du nord pendant l'hiver.

Les marais salants, qui bordent le Trait, au sud et à l'est, sont en pleine activité et ne reçoivent aucun cours d'eau douce.

Le climat est très doux. Les pluies sont comparativement peu fréquentes dans la contrée. L'hiver, le thermomètre descend assez peu pour que les eucalyptus puissent y prospérer.

En hiver, on donne des bains de mer chauds, dont la durée habituelle est de vingt minutes environ. En outre, on utilise les eaux-mères des salines, qui sont une précieuse ressource.

Le prix de la journée est fixé à 1 fr. 80.

MÉDITERRANÉE

BANYULS-SUR-MER (Pyrénées-Orientales).

Sanatorium. — Le climat de Banyuls est doux, plutôt sec. L'hiver n'y est généralement pas rigoureux. Le vent du nord-ouest souffle souvent, mais l'hôpital est abrité. Pendant l'été, la température est élevée, mais très supportable, tempérée par une brise de mer fraîche et salutaire qui se fait sentir jusqu'au coucher du soleil. La pluie y est peu abondante.

Toutes les époques de l'année sont favorables à l'envoi des enfants. L'été est la saison la plus avantageuse à cause des bains de mer et de la continuité du vent marin. L'hiver se recommande par la douceur de sa température. L'automne est la saison la plus régulière et la plus agréable.

Le sanatorium est établi à 1 kilomètre du chemin de fer, sur la plage des Grandes-Elmes, abrité au nord, à l'ouest et au sud, derrière les rochers escarpés de la côte et des coteaux de la vallée, recevant directement des vapeurs salines de la Méditerranée.

La plage, formée de sable et de galets, présente une étendue suffisante et la pente en est peu rapide. Il existe à l'extrémité gauche de l'anse une place sablonneuse où les enfants peuvent prendre avec une grande facilité des bains de mer pendant toute la saison d'été.

Le prix de la journée est fixé à 1 fr. 60.

CETTE (Pyrénées-Orientales).

Il existe trois établissements assez médiocres.

1° LE LAZARET, qui est le plus important, se compose d'une série de baraques où l'on reçoit 400 à 500 baigneurs distribués en trois saisons de six semaines. On n'y fait que des cures d'été.

Cet établissement appartient au Comité des bains de mer protestant.

Le prix de la pension est de 0 fr. 80 par jour et par enfant.

2° L'*établissement Hinsh-Crüger*, réservé aux protestants méthodistes. Il n'est pas organisé pour un traitement de longue durée.

3° L'*hospice de la ville*, très vaste, bien isolé, très sain, dont plusieurs salles sont mises à la disposition des baigneurs indigents et étrangers. On en reçoit de juin à septembre un nombre qui varie de 400 à 500. Il en vient d'une dizaine de départements, soit à leurs frais, soit au compte des communes, ou à l'aide de fonds votés par les conseils généraux. La saison est d'ordinaire de vingt jours; les enfants ne prennent guère qu'un bain par jour. Les enfants ainsi que les infirmes sont conduits en voiture sur la grève, distante de 800 mètres.

Le prix du séjour est de 1 franc à 1 fr. 25 par jour.

CANNES (Alpes-Maritimes).

Hôpital Jean Dollfus. — Cet établissement est installé dans l'ancien hôtel Brougham; il est parfaitement aménagé pour recevoir 45 lits. Il est séparé de la mer par une plage à sable de porphyre.

Le prix de la pension est de 2 francs à 2 fr. 50 par jour. La famille du fondateur a droit d'en envoyer un certain nombre à 1 fr. 50.

Le Dr de Valcourt (1) y a inauguré le traitement maritime pendant l'hiver.

La cure va du 1er octobre au 31 mai. On ne cesse les bains que lorsque le temps ou le vent est défavorable.

Les enfants prennent en moyenne vingt bains de mer par mois ou environ cent cinquante bains pendant tout l'hiver. On n'a jamais eu à constater de complication pulmonaire. La suppuration n'est pas une contre-indication.

Cette pratique a donné d'excellents résultats. La réaction se fait normalement, même en décembre et janvier.

Le Dr de Valcourt estime que les bains courts en hiver, pris dans la mer, sont pour les enfants et les adolescents (mais pas les adultes) supérieurs aux bains de mer chauds. La peau et l'appareil respiratoire fonctionnent beaucoup mieux après le bain froid qu'après le bain chaud.

HYÈRES-GIENS (Var).

Sanatorium Rénée Sabran. — La presqu'île de Giens se trouve dans la partie la plus méridionale du littoral méditerranéen. Elle est nettement divisée, dans le sens de sa longueur, en deux versants : le nord et le sud, précieuse disposition orographique, qui met les habitants du sud complètement à l'abri des vents du nord. Le sanatorium est placé au milieu de ce versant. Il est parfaitement

1. DE VALCOURT. — Traitement du rachitisme et de la scrofule par l'hydrothérapie marine en hiver (*Archives d'Hydrologie*, 1893).

abrité contre les vents du nord et de l'est, tandis qu'il est complètement ouvert du côté des brises chaudes et marines. On ne pouvait pas choisir un meilleur emplacement.

Il existe des marais salants, qui sont transformés en salines parfaitement aménagées, ce qui permet d'utiliser les eaux-mères.

Le Dr Vidal (1) s'oppose à ce que les enfants restent plus de quatre mois.

Du mois de juin au mois d'octobre, on donne des bains de mer froids ; pendant le reste du temps, des bains de piscine chauds.

Le prix du séjour est fixé à 2 francs par jour.

NICE (Alpes-Maritimes).

ASILE FRŒLAND. — C'est un institut pour les enfants scrofuleux rachitiques ou aveugles. Il est situé sur l'emplacement de l'ancien fort Thaon, dans une situation salubre, dominant la mer, au milieu de bosquets d'orangers et de citronniers.

SANATORIA ÉTRANGERS

Les sanatoria destinés aux enfants lymphatiques sont très nombreux à l'étranger. Il nous est impossible d'entrer dans des détails circonstanciés relativement à chacun ; nous nous bornerons à les énumérer, par ordre alphabétique.

Allemagne. — KOLBERG et GROSS-MURITZ sur la Baltique. — NORDERNEY, WYCK et ZOPPOT sur la mer du Nord.

1. VIDAL. — *Les climats d'Hyères et le sanatorium maritime*, 1888.

Amérique du Nord. — Atlantic City, Children's sea shore House. — Vinthrop, près Boston, Sea shore home for sick Children. — Barth (L. J.), Summer home for Children. — Rockaway, près New-York.

Amérique du Sud. — Uruguay. — Los Pontos, à 8 kilomètres de Montevideo. Hôpital pour les enfants scrofuleux.

Angleterre. — Margate. Royal Sea bathing Infirmary. — Bournemouth, succursale de l'Alexandra hospital for hip diseases in childhood. — Seaford, Sea side convalescent Hospital.

Autriche. — Grado, dans une île de l'Adriatique.

Belgique. — Wenduque, à 3 kilomètres de Blankenberghe, hôpital sur le modèle de Berck. — Middelkerque, hôpital maritime Roger de Grunberghe.

Danemark. — Refnaes, sur l'île de Seeland, à 70 kilomètres de Copenhague, hospice maritime.

Hollande. — Scheveningen, près la Haye, hôpital maritime. — Wykaam Zee. — Zandvoort.

Italie. Sur la Méditerranée : — Viareggio, 2 hospices. — Livourne. — Voltri. — Sestri-Levante. — Porto d'Anzio. — Loano. — Nervi. — Celle. — Bocca d'Arno (Pise). — Porto San Stefano. — Cecina San Cesaria. — Naples. — Palerme. — Cagliari.

Sur l'Adriatique : Lido (Venise). — Rimini. — Riccione. — Fano. — Barletta.

Russie. — Oranienbaum, sur le golfe de Finlande.

V

TRAITEMENT HYDROMINÉRAL

Le traitement hydrominéral spécial à chacune des manifestations du lymphatisme a été exposé dans la première partie de cet ouvrage.

Nous nous bornerons donc ici à donner, au sujet de chaque station, les indications qui peuvent être utiles aux médecins lorsqu'ils auront des malades à diriger vers l'une ou l'autre de ces stations. Il est nécessaire en effet que, dans ces cas, le médecin sache quels sont les procédés de traitement qui pourront être prescrits avec le plus d'avantage pour son client.

Nous nous sommes abstenus à dessein d'aborder la question des eaux minérales étrangères, d'abord parce que nous avons en France des eaux équivalentes, pour ne pas dire plus, à celles de toute autre nation; puis parce que cette étude nous aurait entraînés à des développements par trop étendus. Nous nous sommes bornés à citer quelques stations de la Suisse parce que ce sont des pays de langue française qui ont des rapports de voisinage très étroits avec la France.

Les deux grandes classes qui présentent un intérêt tout spécial pour nous sont les *chlorurées* et les *sulfurées chlorurées*. En dehors d'elles, nous avons signalé un certain nombre de stations qui présentent un intérêt particulier à certains points de vue.

EAUX CHLORURÉE SODIQUES

Actions des eaux chlorurées sodiques sur la nutrition. — M. Albert Robin (1) a étudié cette question d'une façon très complète et est arrivé à des conclusions qui doivent servir de base scientifique pour l'application du traitement salin.

1° *Bain au quart* (6 pour 100 de sel).

1° Il augmente légèrement (3 pour 100) les échanges azotés de l'organisme, et active l'oxydation des déchets azotés de la désassimilation.

2° Il diminue l'échange des matériaux organiques non azotés.

3° Il diminue l'acide urique (1,6 pour 100) et les matières extractives azotées (0,8 pour 100).

4° Il accroît légèrement la désassimilation des organes riches en phosphore (centres nerveux, système osseux).

5° Il diminue la quantité d'urine, par diminution légère de la tension artérielle.

6° Il augmente l'élimination des matières inorganiques, particulièrement celle des chlorures.

INDICATIONS THÉRAPEUTIQUES. — Le bain au quart sera réservé aux malades chez lesquels il n'y a lieu d'augmenter ni les échanges azotés ni les oxydations : à ceux qui ont une tendance à maigrir ; à ceux qui fabriquent de l'acide urique en excès.

1. A. ROBIN. — *Archives générales d'hydrologie, de climatologie et de balnéothérapie,* 1892.

2° *Bain demi-sel :*

Son action est plus profonde que celle du bain au quart; mais tout ne se borne pas à une simple exagération des effets produits par le bain au quart. En effet :

1° Le bain demi-sel augmente de 12,2 pour 100 les échanges azotés et active de 0,9 pour 100 l'oxydation des déchets azotés de la désassimilation. Mais la désassimilation azotée totale croît plus que l'oxygène absorbé, puisque malgré l'augmentation du coefficient d'oxydation, les matières extractives azotées augmentent de 1,6 pour 100.

2° Il augmente la formation et l'élimination de l'acide urique, d'où son action probable sur les échanges des tissus collagènes, conjonctifs et fibreux.

3° Il diminue la désassimilation des organes riches en phosphore ou riches à la fois en azote et en phosphore.

4° Il augmente de 25,4 pour 100 la quantité des urines.

5° Il agit sur les matières inorganiques de la même manière que le bain au quart.

INDICATIONS. — Il est contre-indiqué chez les uricémiques, mais devra être employé quand il s'agira d'activer les échanges des tissus collagènes, conjonctifs et fibreux, c'est-à-dire dans toutes les affections ganglionnaires torpides, les manifestations scrofuleuses, les périostites, les hyperplasies conjonctives et les arthrites chroniques.

3° *Bain pur sel :*

Ce bain a une action mixte qui procède, en les accentuant, des effets des bains au quart et à moitié.

Ce fait est particulièrement curieux, puisqu'il démontre que *chacun de ces bains possède une sorte de spécificité d'action qui est étroitement liée à sa concentration.*

1° Le bain pur sel active les échanges généraux de l'organisme et spécialement ceux des matières albuminoïdes, dont il accélère aussi l'oxydation, d'où une diminution dans la formation de l'acide urique et des matières extractives azotées.

2° Il diminue la désassimilation des organes riches en phosphore ou riches à la fois en azote et en phosphore.

3° Il fait peu varier la quantité d'urine, ce qui correspond à une action minime sur la tension sanguine.

4° Il agit sur l'élimination des chlorures comme le bain au quart et demi-sel.

INDICATIONS. — Le bain pur sel, avec son action dominante sur les oxydations organiques, conviendra aux malades à nutrition languissante, à oxydations retardées, aux affections osseuses, aux déchéances nerveuses, aux rachitiques, aux névrosés, à certains anémiques, aux arthritiques uricémiques, aux malades intoxiqués par des produits d'oxydation imparfaite, à tous les individus dont il importe de reconstituer le système nerveux par voie d'épargne, tout en accélérant les mutations azotées, c'est-à-dire, en accélérant le courant d'assimilation, tout en restreignant les actes désassimilatoires.

BALARUC (Hérault).

La station de Balaruc se trouve à l'extrémité d'un promontoire entouré .par les eaux de l'étang de Thau, qui est alimenté par la Méditerranée.

La saison dure du 1er mai au 30 octobre. En juillet et août le nombre des malades est moindre parce que la température passe pour être trop élevée, ce qui est inexact d'après le Dr Planche (1).

La durée du traitement est subordonnée à l'état du malade.

Il existe trois établissements dont le mieux installé est celui de la Source ancienne.

L'eau a une température de 48 degrés. Elle renferme 7,045 de chlorure de sodium (Béchamp).

Modes d'emploi :

1° *Boisson.* — Quand on veut tonifier l'économie, réveiller les fonctions digestives, agir en un mot sur la nutrition, on donne aux adultes un à deux verres d'eau en fractionnant par quart de verre. Chez les enfants, on donne selon l'àge, par gorgées ou par cuillerées à café, prises avant, pendant et après le bain, jusqu'à concurrence d'un demi-verre. Chez les sujets lymphatiques, il n'est jamais utile de chercher à produire un effet purgatif, autrement les doses devraient être bien plus élevées.

2° *Bains.* — Les bains sont donnés généralement

1. Planche. — *Balaruc au point de vue de ses indications thérapeutiques.*

dans des baignoires plutôt que dans les piscines. Leur durée est subordonnée à l'état du malade, de 25 à 40 minutes. La température doit être constante pendant tout le temps du bain et se maintenir à 32 ou 33 degrés. Quand on n'arrive pas ainsi à exciter la peau et à réagir sur l'économie tout entière, quand il y a des symptômes de cachexie, on ajoute de 2 à 12 litres d'eaux mères provenant des salines de Villeroy.

3° *Douches.* — Il existe des douches de toute nature. On les emploie toutes les fois que l'on veut obtenir une réaction générale, un effet révulsif sur la peau, la résolution de quelque engorgement viscéral ou articulaire. Dans ce dernier cas on devra ne pas éviter de diriger le jet sur la partie engorgée.

4° *Lotions.* — On fait des lotions sur les yeux, dans le cas de manifestations oculaires. On n'emploie l'eau que tiède, dans ce cas.

5° *Injections.* — Dans le cas de trajets fistuleux, on fait des injections plusieurs fois par jour avec de l'eau minérale pure ou mitigée, à sa température normale ou refroidie, pour ranimer la vitalité des tissus.

L'action excitante des eaux de Balaruc se manifeste par une coloration plus vive de la peau, une diminution de l'embonpoint, une augmentation de l'appétit, que l'on est quelquefois obligé de modérer, et par la facilité de la digestion.

Quand ces différents phénomènes tardent à se

manifester, c'est alors qu'il convient d'ajouter au bain une proportion d'eaux mères variable selon les cas.

BOUES MINÉRALES. — Ces boues ont une tempéra ture de 47°,8. Elles sont d'une couleur bleu noirâtre. Leur odeur est quelquefois sulfureuse par suite de la réduction des sulfates au contact de matières organiques en décomposition.

Pour appliquer la boue, le Dr Planche s'y prend de la façon suivante. Dans des cabines spéciale- ment réservées à cet usage, on met, à côté d'une baignoire, un véritable lit de camp sur lequel il y a un matelas en varech recouvert d'un grand drap en toile grossière. Le malade est couché sur ce matelas complètement dépouillé de ses vêtements. La partie malade est recouverte d'une forte couche de boue, pour s'opposer à son refroidissement rapide. Puis, ramenant par-dessus tout le linge qui recouvre le matelas, le malade se trouve ainsi emmailloté. Pour conserver à la boue sa chaleur et empêcher qu'elle ne cause du refroidissement, on recouvre le pa- tient ainsi emmailloté d'un linge supplémentaire ou d'une couverture de laine suivant la température ambiante. Si, malgré ces précautions, la boue vient à se refroidir, un baigneur la réchauffe en versant lentement sur toute la surface du corps recouverte et de boue et de linges un peu d'eau thermale puisée à la source.

Pour augmenter l'énergie de la boue, on y ajoute une plus ou moins grande quantité d'eau mère.

On peut faire des applications locales de boue sur un membre quelconque ou même seulement autour du cou, dans le cas d'engorgements ganglionnaires.

La durée d'une application de boue varie de 30 à 45 minutes.

Ensuite le malade prend un bain ou une douche, ou le baigneur se contente de le laver avec une éponge.

Le premier effet produit sur la peau est un sentiment de vive chaleur avec sensation de cuisson, qui invite les malades à se gratter et qui disparaît avec l'habitude. La peau est rouge, couverte de sueurs. Tous les phénomènes douloureux, qui accompagnent les manifestations morbides quelconques pour lesquelles on applique les boues, sont en général augmentés dès le début du traitement. En outre les malades éprouvent une sensation de resserrement des surfaces articulaires les unes contre les autres, il leur semble que les os sont serrés dans un étau.

BEX (Suisse, canton de Vaud).

L'établissement de bains des salines est à 475 mètres d'altitude.

Le climat est un climat de vallée, plutôt calmant qu'excitant. Il jouit néanmoins de propriétés toniques. Au point de vue climatique, Bex peut être considéré comme une station intermédiaire de printemps et d'automne.

Les eaux sont des chlorurées sodiques fortes. Elles contiennent 160 grammes de chlorures dont 156 de chlorure de sodium, ainsi que 14 milligrammes d'iodure et bromure de magnésium.

Leur température est de 15 degrés.

Les *eaux mères* renferment par litre 255 grammes de chlorures dont :

Chlorure de magnésium 142, 80
   —   de calcium 40, 39
   —   de potassium 38, 62
   —   de sodium 33, 92
Bromure de magnésium 0, 65
Iodure de magnésium. 0, 08

Il existe en outre une source sulfureuse chlorurée faible.

La meilleure saison pour une cure thermale d'été est pendant les mois de juin, juillet, août.

La durée du traitement est de 25 à 30 jours.

Modes d'emploi (1) :

Action physiologique. — On éprouve d'abord, dans un bain à 34 degrés, une sensation de fraîcheur qui fait bientôt place à une sensation de bien-être. Quelquefois le premier bain est suivi de phénomènes d'excitation et de fatigue nerveuse, tels qu'agitation, accélération du pouls, insomnie, état nerveux. Mais au bout de deux à trois bains la tolérance s'établit spontanément. Le repos après le bain est essentiel.

Vers la fin de la cure, il se produit des symptômes de saturation se manifestant d'abord par de l'insomnie ou de l'agitation pendant le sommeil, puis de la courbature, de l'anorexie, de l'embarras gastrique, quelquefois des vertiges, des palpitations, de la sécheresse de la peau et un léger état fébrile.

1. Exchaquet. — *Les bains salins de Bex.*

Ces phénomènes sont souvent dus à ce que les malades prolongent trop les bains ou bien en élèvent trop la température et la minéralisation.

Il y a du reste à cet égard des variantes très grandes selon la susceptibilité individuelle.

Bains. — La proportion d'eau salée qui entre dans un bain est variable. Elle est en général de 1 1/2 à 2 1/2 pour 100. Ce qui représente 4 à 5 kilos de sels.

L'eau mère est ajoutée au bain salé dans la proportion de 2 à 10 litres, exceptionnellement 15 à 20 litres, en moyenne 6 litres.

Il faut procéder avec prudence pour faire tolérer une pareille minéralisation et ne l'augmenter que graduellement.

On commence par des bains d'un quart d'heure pour les adultes, de dix minutes pour les enfants, et on arrive à doubler ce temps.

La minéralisation des premiers bains est moyenne. On ne doit pas ajouter l'eau mère avant deux ou trois bains, souvent même on attend plus longtemps. On commence par 1/2 litre, puis 1 et 2 litres et on arrive ainsi progressivement à la dose maximum.

Les enfants présentent une tolérance très remarquable pour les doses élevées d'eau mère.

La température des bains est de 32 à 35 degrés.

On choisira de préférence la matinée, de 6 à 8 heures, lorsqu'on est à jeun.

Immédiatement après le bain, le malade ayant encore les pieds dans l'eau chaude reçoit une affusion fraîche ou froide de 10 à 20 degrés, suivie d'une friction générale énergique, de façon à favoriser la réaction chez les lymphatiques mous.

Compresses. — On applique localement des compresses imbibées d'eau mère pure ou mélangée d'eau douce.

Douches nasales. — On emploie l'eau additionnée d'eau mère.

Inhalations. — On fait faire des inhalations d'eau mère pulvérisée.

Boisson. — On fait peu usage de l'eau salée en boisson.

On la remplace par l'eau de la source sulfureuse.

En revanche on emploie beaucoup l'eau mère comme succédané de l'huile de foie de morue. La dose pour les enfants est d'une à trois cuillerées à café au début et on arrive progressivement à deux ou trois cuillerées à soupe. On prépare aussi une eau mère étendue à titre fixe et chargée d'acide carbonique artificiellement. On en prend d'abord un verre à bordeaux, le matin à jeun et on augmente graduellement en espaçant les verrées de dix en dix minutes.

A dose faible l'eau mère constipe; à dose élevée elle est laxative.

BOURBON-L'ARCHAMBAULT (Allier).

Les eaux de la source thermale de Bourbon renferment 2 gr. 240 de chlorure de sodium et 25 milligrammes de bromure.

La température au griffon est de 52 degrés.

Le débit est de 1200 mètres cubes par vingt-quatre heures.

La durée de la saison est de 20 à 25 jours. Quand il y a des manifestations lymphatiques assez accentuées, il est bon de faire deux saisons, séparées par un intervalle d'au moins trois semaines à un mois.

Outre la source thermale, il existe trois autres sources : Saint-Pardoux, Jonas, la Trollière. Elles ne sont utilisées que comme eaux de table (1).

Modes d'emploi :

Bains. Les bains se prennent à des températures différentes :

a. *Bains tempérés* de 32 à 35 degrés. Ce sont ceux qu'on prescrit le plus souvent. La durée moyenne est de trois quarts d'heure.

b. *Bain chaud* de 35 à 40 degrés. Il doit être administré avec prudence. Du reste, il n'est porté que graduellement à la température voulue. Sa durée moyenne est d'une demi-heure.

c. *Bain frais* au-dessous de 32 degrés. A cette température le contact de l'eau n'est pas agréable, aussi ne l'amène-t-on que progressivement au degré de fraîcheur voulu. On ne l'administre que dans des piscines où les malades peuvent se remuer. Sa durée moyenne est de vingt minutes.

Douches. — On les donne également à des températures diverses :

a. *Douche tempérée* de 30 à 35 degrés, prise après le bain. Elle ne procure à la peau qu'une irritation

____

1. Constantin Paul et Paul Rodet. — *Les eaux de table*, in-18, 300 pages, Paris, 1892.

légère. La réaction est lente et il est nécessaire de faire mettre le malade au lit pour faciliter la sueur.

b. *Douche chaude* de 38 à 42 degrés. Elle irrite violemment la peau.

c. *Douche très chaude* de 44 à 48 degrés. La durée moyenne est de dix minutes. Elle produit une révulsion très marquée. La peau est turgescente, la face vultueuse, le malade est dans un état imminent de syncope que le retour à l'air libre fait disparaître.

d. *Douche écossaise.* Elle ne diffère en rien des pratiques hydrothérapiques de même ordre.

Boisson. — L'eau thermale se prend à la dose de deux à huit verres le matin, avant et pendant le bain et la douche. Malgré sa tempértaure, elle se boit avec la plus grande facilité. Après le troisième verre, la sécrétion urinaire est activée et le corps se recouvre de sueur. A la dose de cinq à six verres ces phénomènes s'accentuent et l'estomac manifeste le besoin d'une nourriture plus substantielle.

En somme ce sont des effets diaphorétiques, diurétiques et toniques.

Massage. — *Cornets.* — Toutes les pratiques du massage sont mises en usage.

Il en existe une qui est particulière à la station, c'est ce qu'on appelle les *cornets.* Ce sont des cornes amincies, de forme variable selon les régions où elles doivent être placées. Elles sont ouvertes aux deux extrémités. L'une de celles-ci est appliquée sur la peau. On opère alors par succion la raréfaction de l'air intérieur, puis l'opérateur ferme l'extrémité sur laquelle il vient d'apposer les lèvres au moyen d'un morceau de cire préalablement déposé dans sa bouche. Ce sont donc des sortes de ventouses dont la puissance est assez grande pour pouvoir obtenir, si on le désire, une phlyctène ou procéder à la scarification.

ACTION CONSÉCUTIVE. — Après six ou huit jours de boisson, de bains ou de douches, il survient de la constipation. L'appétit se perd, l'eau n'est bue qu'avec répugnance, la tête s'embarrasse, le ventre se tend, les veines hémorrhoïdales se gonflent, la peau est sèche, il y a de l'agitation et de l'insomnie. Il suffit d'un laxatif pour faire disparaître tous ces symptômes.

La soif est très vive, en raison de l'abondance de la sueur et de la diurèse. On l'apaise à l'aide de l'eau acidulée de Saint-Pardoux mêlée à un sirop quelconque.

Souvent, dans un tiers des cas environ, il se produit des éruptions scarlatiniformes, vésiculeuses, furonculeuses. C'est la *poussée*. C'est plutôt un effet salutaire, mais elle n'est pas indispensable (1).

ACTION THÉRAPEUTIQUE. — Dès le début, les eaux paraissent produire un effet favorable, quelquefois insensible, toujours sans perturbation et sans crise ; puis tout à coup, au bout d'un temps qui varie du huitième au dixième jour, surviennent l'insomnie, l'inappétence et la fièvre. Les douleurs se réveillent aussi aiguës que jamais ; les tumeurs augmentent

---

1. REGNAULT. — *Bourbon-l'Archambault et ses eaux minérales,* 1886.

de volume, les ulcères indolents se raivent, les ouvertures fistuleuses s'agrandissent, de petits abcès apparaissent souvent : les cicatrices se déchirent, le pus coule avec abondance : en un mot l'excitation est extrême et le mal revêt tous les caractères de la période aiguë, Il suffit alors de mettre les malades au repos et de leur administrer des laxatifs. A ces symptômes qui ne persistent jamais plus de huit jours succèdent le calme et le sommeil : l'appétit revient plus vif qu'auparavant ; les tumeurs s'effacent ; les ulcères se détergent : la suppuration se tarit et la guérison marche rapidement. Aussi le but du médecin doit-il être de provoquer rapidement cette crise salutaire, car sans elle il n'y a pas de résultat durable.

BOURBONNE-LES-BAINS (Haute-Marne).

L'eau de la *Fontaine chaude* contient 5 gr. 20 de chlorure de sodium et 0 gr. 064 de bromure.

La température moyenne est de 61°,5. Une partie de cette eau trop chaude est versée dans de grands bassins de refroidissement, qui font descendre sa température au-dessous de 30 degrés.

Il existe en outre deux sources froides qui peuvent avoir leur utilité.

1° La *source Maynard* sulfatée calcique, absolument analogue à celle de Contrexéville et pouvant être employée avec autant de succès dans les mêmes cas.

2° La *source Larivière* qui est ferrugineuse et qui peut être utilisée avec avantage, à la station, comme eau de table.

La saison dure du mois de juin au 15 septembre.
La durée du traitement est d'environ 21 jours.

Modes d'emploi des eaux :

Les eaux s'emploient surtout en bains, douches, étuves, boisson et accessoirement **sous forme de fomentations, injections, gargarismes et pulvérisations**. On se sert aussi quelquefois des boues comme topiques.

1° *Bains*. — La durée du bain doit être d'une demi-heure à une heure et sa température ne pourra pas être élevée au delà de certaines limites, sans qu'on coure le risque de dépasser l'effet physiologique. Généralement on prescrit le bain à 35 degrés, exceptionnellement à 37 degrés (Choux).

Le traitement thermal sera lentement progressif et n'arrivera à son entier développement que vers le dixième jour de la cure. Causard (1) dirige généralement le traitement de la façon suivante, chez les malades non apoplectiques :

1ᵉʳ jour : Bain d'une demi-heure à 33 degrés.

2ᵉ — Bain de trois quarts d'heure à 33 degrés.
Douche en arrosoir à 34 degrés pendant 10 minutes.
Un demi-verre d'eau ; soit 125 grammes.

3ᵉ — Même prescription.

4ᵉ — Bain de trois quarts d'heure à 34 degrés.
5ᵉ — Douche en arrosoir à 36 degrés de 15 minutes.
Un verre d'eau ; soit 250 grammes.

1. Causard. — *Bourbonne et ses eaux minérales.*

6ᵉ	—	⎫ Bain de trois quarts d'heure à 34 degrés.
7ᵉ	—	⎪ Douche en demi-canal à 36 degrés de
8ᵉ	—	⎬ 15 minutes.
9ᵉ	—	⎭ Un verre d'eau.

10ᵉ	—	⎫
11ᵉ	—	⎪
12ᵉ	—	⎪ Bain d'une heure à 36 degrés.
13ᵉ	—	⎬ Douche à jet plein à 40 degrés de 15 mi-
14ᵉ	—	⎪ nutes.
15ᵉ	—	⎪ Deux verres d'eau.
16ᵉ	—	⎭

17ᵉ	—	⎫ La température du bain peut être portée
18ᵉ	—	⎪ à 38 et 40 degrés et la douche à 42 et
19ᵉ	—	⎬ 45 degrés.
20ᵉ	—	⎪ La dose de boisson peut être augmentée.
21ᵉ	—	⎭

2° *Douches*. — La douche donnant une excitation plus forte que celle du bain doit naturellement se prendre après celui-ci. Sa température doit être élevée progressivement depuis le commencement jusqu'à la fin. Elle dépasse en moyenne de deux degrés celle du bain. Sa durée est de cinq à vingt-cinq minutes. M. Choux n'admet comme durée maximum que dix minutes.

Il existe deux sortes de douches : la douche forte qui se donne avec une pression de 18 mètres et la douche faible avec une pression de 8 mètres.

Son action est d'autant plus profonde que les parties du corps qui doivent la recevoir sont moins contracturées. Aussi le malade doit-il chercher à mettre ses membres dans l'état de relâchement le plus grand possible, afin de les rendre plus facilement dépressibles et de permettre à la douche de pénétrer plus profondément. C'est en vertu de ce principe que le malade la reçoit généralement couché sur un châssis de toile tendue en forme de lit (1).

3° *Boisson*. — L'eau prise à l'intérieur est particulièrement utile dans le lymphatisme. Quand on doit en boire moins de 250 grammes, il est plus simple de prendre cette dose en une seule fois. Si l'on doit en prendre deux verres, on fera suivre l'ingestion du premier d'une promenade de dix minutes. Quand la dose doit dépasser 500 grammes, on en boira un ou deux verres dans l'après-midi vers quatre heures en se promenant.

Plus elle est chaude et plus elle passe facilement. Très chaude elle constipe. Tiède ou froide elle purge. La température à laquelle on boit ordinairement l'eau est de 30 à 50 degrés. Dans le lymphatisme, la dose doit être d'un litre pour un adulte.

4° *Étuves*. — En ce qui concerne le traitement du lymphatisme, nous n'avons pas à nous occuper de ce mode d'emploi de l'eau.

5° *Fomentations*. — *Boues*. — Les *fomentations* devront être faites avec de l'eau pas trop chaude.

Les *boues* sont employées sous forme de cataplasmes, qui produisent une excitation locale.

ACTION PHYSIOLOGIQUE (Choux).

Le *système nerveux* manifeste son excitation par de l'insomnie ou un sommeil entrecoupé de cau-

1. BOUGARD. — *La cure thermale à Bourbonne-les-Bains.*

chemars. Il y a une céphalalgie frontale augmentée par le bain, surtout si sa température est élevée et plus aggravée encore par la douche et enfin un sentiment d'anéantissement général.

La *circulation* est accélérée, d'où augmentation du nombre et de l'intensité des battements du cœur.

La *respiration* trahit son excitation par l'augmentation des mouvements respiratoires, parfois même par de véritables congestions pulmonaires. Aussi doit-on exclure de la cure les sujets suspects de tuberculose.

La *digestion* est activée, l'appétit très exagéré, aussi la réaction apparaît au bout de peu de jours et il faut administrer un purgatif et régler le régime.

La *peau* est le siège d'une hypersécrétion des glandes sudoripares.

Au début du traitement il y a une période de bien-être général dû à l'action propre des eaux, puis du 7e au 10e jour survient ce qu'on appelle la *fièvre thermale*. Celle-ci se traduit différemment selon les individus. Chez le névropathe à système nerveux facilement exaspérable, cet état se manifeste par un besoin incessant de mouvement et une véritable agitation; sans sommeil la nuit, il ne se possédera pleinement, le jour, qu'au prix d'un très réel effort. Chez le pléthorique, on constatera surtout l'accélération des battements du cœur et l'état vultueux de la face, et quelquefois du vertige. Chez tous, il y a une dépression complète et de l'inappétence. La peau, au lieu d'être favorablement impressionnée par le contact de l'eau, qui donne une sensation de moelleux, de velouté, présente au contraire une chaleur âcre désagréable au toucher, ainsi que l'a si bien fait remarquer M. Caulet (1) pour Saint-Sauveur.

Tout cela provient de ce que l'on a exagéré soit la durée, soit la température du bain ou de la douche. Il suffit, pour rétablir l'équilibre, de supprimer toute pratique balnéaire et d'administrer un ou deux purgatifs.

On constate aussi quelquefois l'apparition d'exanthèmes qui vont de la simple rougeur jusqu'à l'acné et même jusqu'à des éruptions ecthymateuses. C'est ce qu'on appelle la *poussée thermale*. Cet incident est sans gravité et cesse si l'on suspend le traitement.

Dans certains cas, quand les malades augmentent trop rapidement la durée et la thermalité du bain, il se produit alors une véritable *ivresse thermale* (2).

LA BOURBOULE (Puy-de-Dôme : 850 mètres).

Les eaux de la Bourboule contiennent en proportion à peu près égale du chlorure de sodium (2 gr. 84) et du bicarbonate de soude (2 gr. 85). Ce qui les caractérise et en fait un type spécial, parmi les chlorurées sodiques, c'est la présence de l'arséniate de soude, 28 milligrammes par litre. La température de l'eau varie de 10 à 56 degrés.

La durée du traitement est de 20 à 30 jours.

La saison dure du 15 juin au 15 septembre.

MODES D'ADMINISTRATION DES EAUX :

1º *Boisson.* — L'eau prise à la buvette a une

1. CAULET. — *De l'action physiologique des bains de Saint-Sauveur.*

2. CHOUX. — *Sur quelques effets pathologiques des eaux de Bourbonne.*

température de 45 degrés. Elle se boit deux ou trois fois par jour à huit heures, onze heures et six heures. On commence par prendre un demi-verre d'eau matin et soir, et l'on arrive progressivement jusqu'au maximum qui est de deux verres matin et soir, soit de 200 grammes à un litre par jour, mais en général, on ne dépasse guère 500 grammes.

A dose modérée l'eau excite l'appétit; quand il se produit des troubles digestifs, ils sont dus bien plutôt au changement de régime qu'à l'ingestion de l'eau.

Quand l'eau est mal administrée, elle donne lieu à de l'inappétence et de l'embarras gastrique. Il faut alors cesser la boisson pendant un ou deux jours.

Quand on boit de l'eau transportée de la source à la chambre du malade, elle peut être mal digérée et donner de la pesanteur à l'estomac. Il faut alors la boire chaude à la source, fractionner et multiplier les doses.

La constipation est la règle. Cependant on observe souvent de la diarrhée par suite des refroidissements auxquels on est exposé dans les pays de montagne.

Du quatrième au cinquième jour, il se fait une poussée congestive du côté des capillaires; c'est alors qu'on voit s'exagérer toutes les manifestations morbides : l'acné donne à la face une coloration pourpre; les malades qui ont de la pharyngite accusent de la chaleur à la gorge, ce qui les porte à boire davantage; ceux qui ont de la laryngite présentent une plus grande rudesse de la voix, les douleurs névralgiques sont réveillées. On devra toujours surveiller ces poussées congestives et les modérer.

A ces phénomènes congestifs succèdent des phénomènes résolutifs. C'est alors qu'on voit les affections locales s'amender.

Du côté du foie, on observe souvent des poussées de congestion légère par suite de la localisation de l'arsenic dans cet organe. Aussi doit-on interdire la boisson aux malades qui ont présenté des manifestations morbides du côté du foie.

La respiration est très facilitée, ce qui tient en partie à l'altitude. Quelquefois il se fait chez les sujets prédisposés, une poussée congestive du côté des voies respiratoires, ce qui se traduit par du coryza, de la toux et un léger degré de bronchite. Il faut donc surveiller avec soin l'administration de l'eau chez ces malades.

L'élimination de l'arsenic par la peau donne lieu à des éruptions diverses telles que des éruptions ortiées, papuleuses, vésiculeuses, furonculeuses. On observe aussi souvent une coloration brune à la base des ongles.

L'eau prise en boisson fait diminuer l'urée, les phosphates et les chlorures; elle ralentit donc le mouvement de désassimilation. Le Dr Heulz (1) a fait voir qu'elle diminuait les échanges azotés et les oxydations. Elle exerce une action d'épargne sur les tissus riches en azote et en phosphore.

Souvent dans les premiers jours du traitement, il y a de l'atonie du système nerveux avec torpeur générale, envies de dormir après les repas, fatigue

---

1. HEULZ. — *Archives générales d'hydrologie,* 1894.

après la marche, puis tout cela disparaît au bout de trois ou quatre jours.

Du dix-huitième au vingt-cinquième jour, apparaissent des phénomènes de saturation : inappétence, langue saburrale, diarrhée; prostration.

Bains. — La température la plus habituelle des bains est de 3 à 35 degrés; leur durée varie de dix minutes à une demi-heure ou trois quarts d'heure.

On donne également des demi-bains, des bains locaux, des bains de piscine.

Après les premiers bains, on éprouve une sorte de bien-être, d'alacrité, qui invite à se promener. Mais cette sollicitation au mouvement finit par devenir gênante en raison de sa persistance. Généralement cependant, elle s'atténue à mesure que le traitement continue. Par les temps d'orage, les baigneurs sont toujours disposés à abréger leur bain, ils le trouvent plus chaud que ne témoignent le thermomètre et même ils ne peuvent endurer les douches qu'ils toléraient bien la veille.

L'impression produite sur la peau est agréable parce que l'eau est onctueuse. Celle-ci blanchit la peau en la débarrassant de tous les produits déposés à sa surface et lui donne une grande souplesse.

Au moment de la poussée fluxionnaire du quatrième au sixième jour, toutes les manifestations cutanées sont exagérées, puis une fois la période d'excitation terminée, tout s'apaise.

Les bains ont sur la nutrition une action excitante : ils augmentent l'urée et les chlorures et font diminuer les phosphates. Ils activent les oxydations. Ils sont reconstituants et ont une action plutôt sédative.

Douches. — Il existe des douches de toute nature.

Leur durée est de cinq à dix minutes. Il est rare qu'on en donne deux par jour.

Douches locales : nasales, pharyngiennes, oculaires, auriculaires.

Pulvérisation, inhalations, massage.

INDICATIONS. — Les lymphatiques qui présentent une nutrition ralentie comme c'est le cas le plus habituel, devront surtout prendre des bains, puisque ceux-ci augmentent les échanges nutritifs.

Ceux qui sont maigres, chétifs, agités, qui ont des phénomènes de dénutrition, devront surtout prendre de l'eau de boisson.

BRISCOUS-BIARRITZ

Les eaux du Puits du Centre de Briscous sont amenées à Biarritz par une canalisation.

Elles renferment par litre 295 grammes de chlorure de sodium.

Les *eaux mères* sont surtout chargées de chlorure de magnésium dans la proportion de 257 grammes par litre et de 10 grammes de bromures divers.

Cette station, inaugurée en 1893, est encore de date trop récente pour qu'on ait sur elle des documents médicaux sérieux.

Sa proximité de Salies-de-Béarn et la composition de ses eaux font préjuger que la cure sera très analogue à celle que l'on suit à Salies.

Cependant il y a ici un élément de plus, c'est le voisinage de la mer. Dans un très grand nombre de cas, ce sera une ressource précieuse, mais, dans d'autres cas, il faudra se souvenir que les sujets lymphatiques présentent quelquefois des manifestations qui contre-indiquent le séjour au bord de la mer.

DAX (Landes).

On fait surtout usage des eaux mères. Les eaux mères de Dax sont un liquide jaunâtre, transparent et clair, de consistance huileuse, de saveur très salée et amère. Ces eaux mères pèsent en moyenne de 28 à 30 degrés à l'aréomètre Baumé, mais, si on les concentre davantage, elles arrivent à peser 35 degrés Baumé.

La composition chimique des eaux mères varie selon que leur concentration est plus ou moins grande, selon qu'elles résultent d'une ébullition plus ou moins prolongée de l'eau de dissolution. Cela explique le motif pour lequel les analyses des Eaux mères n'indiquent pas toujours une composi tion exactement identique.

Analyse des eaux mères de Dax, après concentration à 35 degrés, par M. Wilm.

1 *litre* — *Densité* 1,270.

Chlorure de magnésium.	232 gr.	541
— de sodium.	41	722
— de potassium.	40	975
— de lithium.	0	536
Bromure de magnésium.	6	625
Sulfate de magnésium.	15	132
— de sodium.	34	577
— de potassium.	84	696
Iodure de sodium.	traces	
Total.	396 gr.	807

Mode d'administration des eaux mères. — Les eaux mères de Dax sont surtout employées sous forme de bains et de douches. On les emploie également sous forme de *compresses* dont on couvre ou dont on enveloppe les parties malades.

Bains. — La quantité d'eaux mères contenue dans un bain d'eau minérale varie suivant les affections, l'âge et les constitutions des malades. En général, il est prudent de commencer par une dose modérée, pour éprouver la susceptibilité des malades; on augmente ensuite progressivement la quantité d'eaux mères, mais sans dépasser 80 litres pour un bain ordinaire. Au delà il se produit des phénomènes d'excitation parfois assez sérieux.

La dose moyenne d'eaux mères employées dans un bain d'une capacité de 250 litres environ varie entre 30 et 60 litres.

La température et la durée des bains d'eaux mères sont loin aussi d'être indifférentes. Chaque malade, en effet, a sa manière propre de se comporter vis-à-vis de cet agent thérapeutique. La température et la durée des bains doivent donc être spécialement indiquées non pour telle ou telle affection, mais pour chaque malade en particulier.

En général, la température varie de 30 à 36 degrés centigrades et la durée de quinze à quarante minutes.

Compresses. — On se sert ordinairement comme compresses d'un linge de toile plié en plusieurs doubles qu'on trempe dans une cuvette contenant des eaux mères. Ces compresses, une fois imbibées et exprimées, sont ensuite appliquées suivant les cas sur les articulations malades, les masses ganglionnaires indurées, l'hypogastre, etc. On les maintient en place pendant plusieurs heures, en prenant la précaution de les imbiber de temps à autre, environ toutes les demi-heures, et de les recouvrir d'une couche d'ouate et d'une feuille de taffetas gommé.

Grâce à l'application de ces compresses, on obtient souvent des effets résolutifs des plus manifestes et des plus précieux.

Douches. — Les eaux mères sont également employées en douches, mais toujours mitigées d'eau minérale. On s'en sert également sous forme de douche locale (douches nasales, douches vaginales, douches pharyngiennes); sous forme de *pulvérisations*, par exemple, contre les granulations pharyngiennes d'origine lymphatique.

On obtient également d'excellents effets des irrigations vaginales faites pendant les bains avec les eaux mères mitigées d'eau minérale dans certaines affections chroniques de l'organe utérin, métrites et périmétrites, etc.

Effets physiologiques et thérapeutiques. — L'action que les eaux mères de Dax exercent sur l'organisme est d'abord une action excitante. Après un certain nombre de bains d'eaux mères la peau devient plus sèche, et l'on voit parfois se produire sur la surface cutanée des poussées de plaques érythémateuses et même des éruptions papuleuses.

Cette excitation est encore plus prononcée lorsqu'on maintient pendant un certain temps des compresses d'Eaux-mères sur une partie quelconque de la surface cutanée. On constate alors une suractivité des capillaires superficiels se traduisant par une *rougeur plus intense*.

C'est une sorte de révulsion qui peut détourner, jusqu'à un certain point, les congestions des organes profonds et diminuer leur hyperémie morbide.

Lorsque la peau est dénudée, une sensation de cuisson plus ou moins vive vient s'ajouter aux symptômes précédents. Cette douleur varie d'intensité suivant l'étendue et l'état des surfaces ulcérées, ce qui explique le motif pour lequel on est obligé, dès le début du traitement, de n'employer dans les bains qu'une petite quantité d'eaux mères.

Dans les plaies qui laissent à découvert le tissu cellulaire, les muscles, les os, les mêmes symptômes se présentent et la douleur est d'autant plus vive que le réseau nerveux sous-jacent se trouve lui-même être plus riche.

MAIZIÈRES (Côte-d'Or).

Ces eaux sont des chlorurées faibles.

La source *Romaine* renferme près de 3 grammes de chlorure de sodium.

Sa température est de 10 degrés.

Il n'existe pas d'établissement thermal.

En raison de la forte dose de lithine que ces eaux renferment, soit près de 7 centigrammes, on pourrait les utiliser à domicile, en boisson, chez les sujets lymphatiques présentant une tare rhumatismale.

LA MOUILLÈRE. — BESANÇON

Cette station est de fondation toute récente; elle a été inaugurée en 1892, c'est ce qui explique que les documents médicaux la concernant sont réduits à leur minimum; aussi nous nous bornerons à indiquer les ressources que les malades peuvent avoir à leur disposition.

L'établissement est situé à 254 mètres d'altitude. Il est situé dans un faubourg de Besançon appelé *la Mouillère*, et les eaux employées proviennent des salines de Miserey. Les thermes portent le nom de *bains salins de la Mouillère-Besançon*.

Ces eaux sont de toutes les eaux françaises, celles qui renferment le chiffre le plus élevé de chlorures, soit 291 grammes dont 283 de chlorure de sodium et 10 centigrammes de bromure de potassium par litre.

La température est de 11 à 12 degrés.

Elles sont amenées à l'établissement thermal à l'aide d'une canalisation de 6 kilomètres.

La saison dure du 15 mars au 1er novembre. On enverra, au mois de mars, les malades qui sont obligés de faire deux saisons.

La durée du traitement est de 20 à 30 jours, selon les cas.

Eaux mères. — Les eaux mères renferment par litre 307 gr. 640 de chlorures, dont 234 gr. 681 de chlorure de sodium et 2 gr. 250 de bromure de potassium.

Il existe aussi des sels d'eaux mères qui peuvent servir pour l'exportation et qui contiennent, par

1000 grammes, 901 gr. 940 de chlorures, dont 857 grammes de chlorure de sodium.

MODES D'ADMINISTRATION DES EAUX :

On emploie les eaux en bains, compresses d'eaux mères, boues, inhalations et pulvérisations, injections ou douches locales, douches générales.

1° *Bains.* — Les bains se donnent comme à Salies-de-Béarn.

La température varie de 32 à 38 degrés, quand on recherche une action résolutive. Elle sera au contraire abaissée de 20 à 26 degrés, quand on voudra obtenir une action tonique.

La durée du bain sera courte au début : de 5 à 10 minutes chez les enfants très délicats ou très nerveux; de 10 à 20 minutes chez les autres. Plus tard, elle pourra être de 20 à 30 minutes, rarement davantage. Les bains frais devront naturellement être de moindre durée.

2° *Compresses.* — *Boues.* — On applique sur les *engorgements ganglionnaires* des compresses d'eau mère pure ou de boues recueillies au fond des réservoirs d'eau mère.

3° *Inhalations et pulvérisations.* — On emploie soit l'eau salée, soit l'eau mère en dilution à 1/8 d'abord, puis à 1/6, à 1/4, à 1/3 et même 1/2, si le traitement est bien supporté. On peut additionner l'eau de quelques gouttes d'huile essentielle de pin.

La durée de ces inhalations et pulvérisations est de 5 minutes au début et atteint ensuite 10 à 15 minutes.

4° *Douches locales.* — Les *douches nasales* d'eau

salée ou d'eau mère se donnent avec ces liquides dilués, à 1/20, 1/15, 1/10. Leur durée est moindre, elle est limitée par le degré de tolérance du sujet.

5° *Douches générales.* — Celles qui sont le plus employées sont : 1° la douche minérale tiède, générale, en pluie ou à la fois en pluie et en jet, administrée pendant 1 à 2 minutes, immédiatement avant l'entrée dans le bain ; 2° la douche d'eau ordinaire fraîche ou froide, en pluie ou à la fois en pluie et en jet, administrée pendant 10 à 20 secondes, à la sortie du bain.

6° *Médications adjuvantes.* — Hydrothérapie à l'eau de source. Bains de vapeur. Bains maures à air chaud ou chargé à volonté de principes résineux. Massage. Électrothérapie. Aérothérapie. Gymnastique.

Cures de lait, de petit-lait, de kéfir, de lait, de champagne.

LA MOTTE (Isère).

L'établissement thermal est situé à 630 mètres d'altitude.

Les sources, au nombre de deux, celle du *Puits* et celle de la *Dame*, peuvent fournir 4000 hectolitres d'eau en 24 heures.

La température de l'eau est de 60 degrés à l'émergence.

Elle renferme 4 grammes de chlorures, dont 3 gr. 80 de chlorure de sodium et des traces de bromure.

La saison est de juin à septembre. La durée du traitement est de 25 à 30 jours.

Modes d'emploi des eaux :
Bains. Douches. Aspiration. Boisson.

1° *Bains.* — On administre surtout le bain à 40 degrés, dans les manifestations du lymphatisme. Les enfants prennent des bains de piscine.

2° *Douches.* — Les douches sont données chaudes d'abord, puis alternativement chaudes et froides.

3° *Aspiration.* — Le malade aspire les vapeurs humides provenant de la pulvérisation de l'eau.

4° *Boisson.* — On fait prendre de trois à huit verres d'eau par jour.

Quelquefois à la fin du traitement, il se fait une *poussée*, sous forme de miliaire ou d'urticaire. Mais on n'observe pas de *fièvre thermale.*

SAINT-NECTAIRE (Puy-de-Dôme).

Les eaux de Saint-Nectaire sont des eaux thermales, dont la température varie de 14 à 41 degrés. Elles renferment toutes une proportion de chlorure de sodium à peu près équivalente pour la plupart et variant de 1 gr. 709 à 2 gr. 590.

Leur température respective est la suivante :

Sources. $\begin{cases} \textit{Rocher } 41^0 & \textit{Parc } 21^0,3. \\ \textit{Mont Cornadore } 39^0,7 & \textit{Petit Rouge } 18^0. \\ \textit{Rouge } 23^0,1 & \textit{Romaine } 14^0,5. \end{cases}$

La saison est officiellement ouverte au 15 juin et terminée au 15 septembre. Mais l'on pourrait sans inconvénients la faire commencer 15 jours plus tôt et la prolonger 15 jours plus tard.

La durée du traitement est de 21 à 25 jours environ.

On y fait la *cure de petit-lait.*

Modes d'emploi des eaux :

1° *Boisson.* — On donne la préférence généralement à la *source Rouge*, en raison de sa température (23 degrés) et de sa richesse en sels de fer et en acide carbonique. On la prend à jeun, si les heures des bains le permettent ou du moins à une certaine distance de l'heure des repas. Il faut, entre chaque verre d'eau, faire une petite promenade. La dose varie de deux à trois verres, jusqu'à six ou huit, mais il est rare d'atteindre ce chiffre.

Il faut avoir soin de boire dès que le verre est rempli afin de ne pas laisser échapper l'acide carbonique, et même, comme le dégagement de ce gaz est très rapide, il vaut mieux ne boire que la portion d'eau qui se trouve à la partie supérieure du verre et rejeter le reste. Dans toute autre condition, l'eau paraît lourde.

A la dose moyenne de deux à trois verres elle constipe. Au contraire, à la dose élevée de six à huit verres elle est laxative. L'effet le plus ordinaire est d'activer la sécrétion de l'urine, d'augmenter l'appétit et de favoriser la digestion.

2° *Bains.* — On emploie soit des bains chauds, soit des bains tempérés. Les premiers sont bien moins souvent indiqués que les seconds. Ils exposent à des phénomènes congestifs du côté du cerveau et à la *poussée thermale*, qui se manifeste surtout du côté de la peau.

Dans le bain tempéré, les malades éprouvent une

sensation de bien-être. Il ne doit pas dépasser 10 minutes à 1/4 d'heure pour les enfants et 1 heure pour les adultes. Au bout de 12 à 15 jours de traitement, il faut faire suspendre les bains pendant quelques jours pour les adultes. Chez les enfants on devra les interrompre, au bout de 3 ou 4 jours. Si l'on ne prescrit pas cette interruption, il survient des phénomènes de saturation, caractérisés par de l'agitation, de l'inappétence, de la tristesse, etc., qui obligent à interrompre la balnéation. Il vaut donc mieux le faire avant que cette saturation se soit manifestée.

3° *Douches.* — Les douches employées contre le lymphatisme sont surtout des douches à faible pression.

4° *Lotions et fomentations.* — On se sert pour cela de compresses imbibées d'eau minérale à la température ambiante qu'on applique sur les plaies, ulcères, ganglions, fistules et en général sur toutes les manifestations externes du lymphatisme.

ACTION THÉRAPEUTIQUE. — Au bout de quelques jours de traitement, un sentiment de force et de bien-être se fait sentir et, avec l'énergie musculaire, l'appétit se réveille, de façon qu'on soit obligé de diminuer l'intervalle des repas. Les digestions sont normales, le sommeil est calme et réparateur, le sang circule plus vite, l'enfant sort de sa somnolence habituelle, ses yeux s'animent, il est vif, enjoué, son caractère change complètement. Les tissus reprennent de la fermeté. La blancheur mate de la figure fait place à un teint animé.

PRÉCAUTIONS HYGIÉNIQUES. — Après quelques jours de traitement, les plus grandes précautions sont utiles. Il faut surveiller le régime de l'enfant, prévenir ces petites indigestions qui seraient une entrave, les faire coucher de bonne heure. Il est aussi prudent de ne pas les emmener dans ces longues et fatigantes excursions et encore moins dans ces promenades qui se prolongent trop tard. On devra toujours les couvrir chaudement matin et soir.

SALIES-DE-BÉARN (Basses-Pyrénées).

Les eaux de Salies sont des eaux chlorurées sodiques fortes. L'établissement est à 120 mètres d'altitude.

Il existe quatre sources salines :

Source du Bayaa |
— du Griffon ⟨ 245 gr. de chlorure de sodium.
Sources d'Oraas 256 grammes.

Ces sources représentent quatre puits qui peuvent fournir 400 000 litres d'eau par 24 heures.

Leur température est de 15 degrés et leur densité de 22 à 25 degrés Baumé.

Il existe en outre une source légèrement bicarbonatée et ferrugineuse, la *Source de Carsalade*, qui représente une excellente eau de table.

Eaux mères. — Les eaux mères sont le produit résultant de l'évaporation des eaux minérales naturelles qui s'opère en chauffant l'eau dans d'immenses chaudières. Leur composition varie selon leur degré de concentration. On ne se sert pour l'usage balnéaire que des eaux mères concentrées à 35 degrés.

Dans ces conditions, un litre renferme :

Eaux mères de Salies-de-Béarn (1).

Densité à 35° = 1,255.

	par litre
Chlorure de magnésium.	231.814
— de sodium.	44.172
— de potassium	35.827
— de lithium.	1.051
— de rubidium.	traces.
Bromure de magnésium.	10.313
Iodure de —	0.010
Sulfate de potasse.	21.830
— de soude	17.815
— de magnésie	15.055
	377.887

Ces eaux mères peuvent être employées à domicile. On les expédie sous deux formes :

1° Les *eaux mères avec sels concentrés* composées de 500 grammes de sels concentrés, obtenus au-dessus de 32 degrés et d'eau mère concentrée à 35 degrés.

Ils sont renfermés dans un flacon d'un litre contenant de 10 à 12 grammes de bromure.

2° Les *sels secs d'eaux mères* expédiés en rouleaux de métal contenant 500 grammes de sels.

1. WILM.

Mode d'emploi des eaux :

Les eaux minérales s'emploient sous forme de bains et de douches. Les eaux mères sont additionnées aux bains et sont usitées aussi comme applications topiques sous forme de compresses.

1° *Bains* (1). — Les bains sont donnés dans des baignoires en bois parce que l'eau salée attaque toutes les autres substances.

La température du bain doit varier selon l'état morbide du sujet. Il en est de même de sa durée. Cependant on peut dire qu'en général un bain de 33 à 35 degrés devra durer une demi-heure.

La composition du bain est la plus importante. Elle est la suivante :

a. *Bain entier.* — Il contient 250 à 300 litres environ d'eau minérale naturelle pure du Bayàa, ce qui représente 65 à 77 kilogrammes de sels constitués surtout par 61 à 73 kilogrammes de chlorures alcalins, 125 à 142 grammes de bromures et 15 grammes d'iodures environ.

b. Le *bain aux trois quarts* est composé des trois quarts de la quantité des sels indiquée pour le bain entier; l'autre quart peut être à volonté soit de l'eau douce, soit de l'eau alcalinisée avec du sous-carbonate de soude ou rendue émolliente par de l'amidon.

c. Les bains *à moitié* et *au quart* ne contiennent que la moitié ou le quart de la quantité de sels indiquée pour le bain entier.

1. R. Petit. — Action thérapeutique de Salies-de-Béarn contre l'évolution des maladies chroniques et leurs complications microbiennes.

c. Les *eaux mères* ajoutées aux bains en augmentent singulièrement l'action. Ainsi 3 litres d'eaux mères représentent 11 kilogr. 336 (Wilm) de sels dont 300 grammes de bromures, ce qui permet de modifier à volonté les effets thérapeutiques que l'on cherche, c'est-à-dire qu'on peut à volonté obtenir un effet excitant ou calmant.

Ces eaux mères sont généralement ajoutées en proportion déterminée aux bains d'eau minérale pour répondre à l'indication fournie par chaque malade et aussi à la tolérance individuelle. Celle-ci est très variable. Elle est très grande pour les lymphatiques mous, torpides, tandis que les nerveux sont très intolérants et exigent une très grande prudence.

On reconnaît que les eaux mères sont mal tolérées lorsqu'il survient de la courbature avec sécheresse de la peau, principalement à la face palmaire des mains, que le pouls est tendu, que l'inappétence s'accentue. Il faut alors en diminuer la dose.

S'il y a de l'embarras gastrique, il faudra en cesser l'emploi et administrer un léger purgatif; puis on reprendra le traitement le lendemain.

EFFETS PHYSIOLOGIQUES ET THÉRAPEUTIQUES DU BAIN (1). — Dès le début de l'immersion la peau prend une couleur rouge plus ou moins intense, selon l'état de concentration du bain, selon l'âge et l'idiosyncrasie des sujets. Les femmes et les enfants à la peau fine et délicate éprouvent une sensation particulière de cuisson. de picotements, et la surface

---

1. LISSONDE. — Les Eaux de Salies-de-Béarn, 1891.

cutanée devient parfois le siège d'éruptions diverses (érythème, urticaire, poussées eczémateuses) qui nécessitent la suspension momentanée de la cure. L'action locale exercée sur la peau détermine une sorte d'imbibition profonde de ses couches superficielles qui emmagasinent une quantité de sel variable selon la durée, la température et le degré de concentration du bain.

En général, l'imprégnation est légère aux premières immersions, elle devient sensible dès la sixième et se continue au delà. C'est, en somme, une véritable salure qui explique pourquoi la peau conserve la saveur salée longtemps après la cessation du traitement.

En général, les enfants supportent assez bien les bains salés ; ils ont rarement la période d'excitation initiale qu'on observe chez les adultes, avec fièvre, courbature, agitation, insomnie, troubles gastriques qui constituent une sorte de fièvre thermale d'ailleurs sans gravité (Lissonde).

Dès les premiers bains, on reconnaît l'amélioration à ce que l'enfant devient plus vif; son pouls est moins fréquent et plus fort, sa respiration plus énergique, l'appétit plus marqué, les urines plus abondantes. Les joues se colorent, les cils deviennent plus arqués, les yeux sont moins ternes, et toutes les fonctions se régularisent.

2° *Douches.* — Elles sont le complément du bain. On trouve toutes les variétés de douche possible.

3° *Massage.* — *Électricité.* — On pratique le massage sous toutes ses formes.

L'électrothérapie trouve des applications très

nombreuses parmi les malades de la station, aussi y est-elle pratiquée sur une très vaste échelle.

SALIES-DU-SALAT (Haute-Garonne).

Les sources de Salies-du-Salat renferment 35 grammes de chlorure de sodium par litre.

Outre les sources salines, il existe une source sulfatée calcique.

La saison dure du 15 juin au 15 septembre.

La durée du traitement est de 21 à 25 jours.

MODE D'EMPLOI DES EAUX :

1° *Bains*. — On donne des bains de baignoire, de piscine, de pieds, de siège.

Les bains sont souvent mitigés avec de l'eau douce, ce qui fait qu'on peut varier leur saturation de 2 à 25 degrés.

La température des bains varie de 32 à 34 degrés.

Leur durée est de 15 à 30 minutes.

2° *Douches*. — Il existe des douches générales, locales, nasales, ascendantes.

Les douches générales sont habituellement froides et leur durée est d'une demi ou une minute.

Les petites douches locales durent de 5 à 10 minutes.

3° *Eaux mères*. — On additionne les eaux salines d'eaux mères dans la proportion d'un litre à 50 litres suivant les cas.

4° *Boissons*. — L'eau est légèrement laxative; elle est bien supportée par les dyspeptiques. On en donne de 20 à 30 grammes deux ou trois fois par jour.

ACTION PHYSIOLOGIQUE. — Les premiers effets du bain sont des phénomènes d'excitation physiologique : l'appétit augmente ainsi que la sécrétion cutanée et urinaire. Si cette excitation est poussée trop loin, il se produit de la fièvre et des éruptions cutanées. L'excitation porte non sur le système nerveux, mais sur le système circulatoire, et principalement sur la circulation abdominale, ce qui provoque des flux hémorrhoïdaires ou menstruels.

SALINS (Jura).

Il existe huit sources dont trois, voisines l'une de l'autre, viennent se réunir pour constituer la *Source de l'Établissement* qui est la seule exploitée. Elle fournit 3400 hectolitres en 24 heures. La température est de 12 degrés. L'établissement est à 330 mètres d'altitude.

Le traitement est surtout externe. Il consiste en bains de baignoire ou de piscine. Celle-ci est une des plus vastes qui existent. Elle contient 86 000 litres d'eau qui peut se renouveler très facilement. La température y est maintenue à 30 degrés. Elle a un mètre de profondeur.

On administre également des douches soit générales, soit locales.

Enfin on donne aussi l'eau en boisson.

L'eau minérale renferme par litre 22 gr. 745 de

chlorure de sodium, 0 gr. 030 de bromure de potassium et des traces d'iodure.

Les *Eaux Mères* contiennent par 1000 grammes :

Chlorure de sodium. . . . 168 grammes.
— de magnésium. . 60 —
Bromure de potassium . . 2 —

Ces eaux mères sont surtout employées comme addition aux bains d'eau de la source. Le tableau suivant donne une idée des proportions des différents sels qui se trouvent contenus dans un bain selon la quantité d'eaux mères qu'on y ajoute.

Comme types, nous prenons le bain d'adulte à 200 litres, le bain d'enfant à 100 litres.

BAINS D'ADULTES.

Bain d'eau de la source.

Bromure de potassium . . . . . 6 gr. 130
Chlorure de sodium. . . 4 k. 549 gr. 030

*Bain d'eau de la source avec addition de
1 litre d'eaux mères.*

Bromure de potassium. . . . 8 gr. 94135
Chlorure de sodium . 4 k. 694 gr. 32485

Avec 2 litres d'eaux mères.

Bromure de potassium. . . 11 gr. 75270
Chlorure de sodium. 4 k. 839 gr. 6196

Avec 3 litres d'eaux mères.

Bromure de potassium. . . 14 gr. 56405
Chlorure de sodium . 4 k. 984 gr. 94505

Avec 4 litres d'eaux mères.

Bromure de potassium. . .   17 gr.   3754
Chlorure de sodium .   5 k. 130 gr.   20940

Avec 5 litres d'eaux mères.

Bromure de potassium. . .   20 gr. 18675
Chlorure de sodium .   5 k. 275 gr. 80425

Avec 10 litres d'eaux mères.

Bromure de potassium. . . .   34 gr. 2455
Chlorure de sodium. . .   6 k. 1 gr. 9785

Avec 15 litres d'eaux mères.

Bromure de potassium. . .   48 gr. 30025
Chlorure de sodium .   6 k. 728 gr. 45275

Avec 20 litres d'eaux mères.

Bromure de potassium. . . .   64 gr. 357
Chlorure de sodium. .   7 k. 454 gr. 927

Avec 24 litres d'eaux mères.

Bromure de potassium. . .   76 gr. 41475
Chlorure de sodium .   7 k. 781 gr. 40125

Avec 30 litres d'eaux mères.

Bromure de potassium. . .   80 gr. 47050
Chlorure de sodium .   8 k. 917 gr.   8355

*Bain d'eau de la source avec addition de
1 litre d'eaux mères.*

Bromure de potassium . . .   5 gr. 87635
Chlorure de sodium.   2 k. 419 gr. 80935

Avec 2 litres d'eaux mères.

Bromure de potassium. . . . 8 gr. 6877
Chlorure de sodium. . 2 k. 839 gr. 1047

Avec 3 litres d'eaux mères.

Bromure de potassium. . . 11 gr. 49905
Chlorure de sodium . 2 k. 710 gr. 40005

Avec 4 litres d'eaux mères.

Bromure de potassium . . . 14 gr. 3014
Chlorure de sodium. . 2 k. 855 gr. 6944

Avec 5 litres d'eaux mères.

Bromure de potassium. . . 17 gr. 12175
Chlorure de sodium. . 3 k. 0 gr. 98925

Avec 10 litres d'eaux mères.

Bromure de potassium . . . 31 gr. 1785
Chlorure de sodium. . 3 k. 727 gr. 4635

Avec 15 litres d'eaux mères.

Bromure de potassium. . . 45 gr. 23525
Chlorure de sodium. 4 k. 453 gr. 93775

Le chiffre de 15 litres d'eaux mères, pour un bain d'enfant et pour 100 litres d'eau de la source, nous paraît ne pas devoir souvent être dépassé.

BAINS D'ENFANTS.

Bain d'eau de la source.

Bromure de potassium. . . . . 3 gr. 065
Chlorure de sodium . . 2 k. 274 gr. 515

En faisant évaporer ces eaux mères, on obtient

ce qu'on appelle des *sels d'eaux mères* qui sont exportés et qui sont très utiles pour prendre des bains salés à domicile. Ils renferment par 1000 grammes :

Chlorure de sodium. . . . 433 grammes.
—   de magnésium. . 142   —
Bromure de potassium . . 6   —

Ces sels sont employés à la dose de 1 à **8** kilogrammes pour un bain.

Ces sels sont de beaucoup supérieurs à ceux de Kreuznach qui contiennent surtout du chlorure de calcium, de même que ceux de Nauheim. Il y a donc tout intérêt à ne pas employer ces sels provenant d'eaux minérales allemandes, qui présentent une infériorité absolue sur les produits similaires des eaux françaises.

Modes d'emploi des eaux :

1º *Bains et douches.* — Le traitement externe, envisagé d'une façon générale, est appliqué de la façon suivante :

Tous les jours un bain d'eau de la source, en baignoire de trois quarts d'heure à une heure de durée. Ce bain sera additionné d'eau mère, selon les prescriptions du médecin, s'il y a lieu, et dans les proportions qu'il jugera convenables.

La température sera de 36 à 38 degrés.

Quant aux douches, on s'en abstiendra, la plupart du temps, chez les sujets lymphatiques, car il ne se fait à la surface de la peau que peu ou point d'afflux sanguin et les réactions sont difficiles.

2º *Boisson.* — Les doses d'eau doivent varier, selon la tolérance des voies digestives. On commencera par un quart de verre, deux fois par jour une demi-heure avant les repas, puis on ira progressivement jusqu'à deux verres entiers. S'il apparaît de la paresse dans les digestions ou de la sécheresse de la peau, on suspendra la boisson ou on diminuera la dose de l'eau.

Quand on veut obtenir un effet plus énergique, on fait prendre l'eau mère à la dose d'une cuillerée à café dans un demi-verre d'eau douce, deux fois par jour, et on augmente progressivement. Chez les malades à surcharge graisseuse ce mode d'emploi donnera toujours de bons résultats (1).

3° *Compresses. Injections.* — Pour les compresses, on se sert de linge fin; elles sont imbibées d'eau mère et exprimées environ tous les quarts d'heure, puis laissées en place plus ou moins longtemps.

Les injections d'eau mère se font dans les trajets fistuleux.

ACTION PHYSIOLOGIQUE DES BAINS. — Les bains d'eau de la source produisent une excitation de la peau, avec chaleur, rougeur et poussée prurigineuse. Cette dernière doit être évitée, car elle a l'inconvénient de retarder la cure. Toutefois, on est presque toujours dans la nécessité de mitiger le traitement au bout de la première semaine pendant un jour ou deux. Cette période qui précède l'acclimatement est marquée par le trouble du sommeil et l'accélération dans la circulation. Peu après l'amélioration se dessine par l'augmentation de l'appétit, de la vitalité et de l'énergie de toutes les fonctions.

1. GUYENOT. — Les Eaux de Salins.

Dans un bain additionné d'eau mère le pouls prend plus de plénitude. La peau, au sortir du bain, devient le siège d'un érythème fugace. Les digestions se font plus activement, la respiration est plus ample. Lorsqu'il survient de la courbature avec sécheresse de la peau, principalement à la face palmaire des mains, que le pouls est tendu, que l'inappétence s'accentue, il faut diminuer la dose d'eau mère; si l'embarras gastrique se prononce on cessera et on donnera un léger purgatif. Dès le lendemain on pourra reprendre le traitement, mais avec quelques précautions.

Ces phénomènes de saturation sont loin d'être produits chez tous les malades par des doses identiques. La tolérance est très variable, Le plus ordinairement les lymphatiques torpides résistent mieux; au contraire les nerveux sont très intolérants; il faut être très prudent avec eux.

Appliquée sous forme de compresses, l'eau exerce une action locale se traduisant par une rougeur intense de la peau. Quand il existe une solution de continuité de l'épiderme, il y a en plus une sensation de cuisson, dont l'intensité varie selon l'état des surfaces ulcérées et qui force souvent au début à mitiger l'eau mère avec l'eau simple.

SALINS-MOUTIERS (Savoie).

Les eaux de Salins-Moutiers renferment 11 grammes de chlorure de sodium par litre.

Leur température est de 35°,5.

L'établissement thermal est à 492 mètres d'altitude.

La durée de la cure est de 20 à 25 jours.

La saison dure du 1er juin au 15 septembre.

Le débit de la source est considérable, environ 5 millions et demi de litres par jour.

Modes d'emploi des eaux :

Les eaux sont employées en bains, douches, boisson, irrigations, pulvérisations, boues et lotions.

1° *Bains*. — Les bains durent de trois quarts d'heure à une heure et sont donnés soit à la température de la source, soit à une température supérieure, selon les cas. Ces bains produisent de l'excitation à la peau et la rendent un peu rugueuse. A peine est-on plongé dans le bain que le corps se couvre d'une quantité de petites bulles de gaz acide carbonique, la peau rougit, la circulation devient plus rapide, il se produit une émission fréquente des urines, ainsi qu'une stimulation générale de l'organisme ; parfois on éprouve une sensation de soif assez vive. Si le bain est prolongé, on sent souvent des bouffées de chaleur monter à la tête, avec un peu de céphalalgie, surtout chez les personnes douées d'un tempérament sanguin. En sortant du bain, on se sent plus fort et plus alerte (Laissus).

2° *Douches*. — On donne des douches de 10 à 15 degrés selon les cas. Leur durée est de 10 à 20 minutes, mais on la diminue selon la susceptibilité du sujet. On les prend généralement dans le bain.

3° *Boisson*. — On fait prendre un demi-verre à un

verre d'eau une ou plusieurs fois par jour, en général le matin avant les repas. On peut l'additionner d'un sirop quelconque. Pour les enfants on ne donne que des fractions de verre.

4° *Lotions.* — On fait des lotions avec l'eau de source sur les surfaces engorgées.

5° *Boues.* — Les dépôts des eaux forment des boues minérales qu'on emploie sous forme de cataplasmes, sur les engorgements.

EAUX CHLORURÉES
SULFURÉES

AMÉLIE-LES-BAINS (276 mètres).

Les sources d'Amélie sont au nombre de dix-neuf qui sont toutes minéralisées d'une manière sensiblement la même, soit 12 milligrammes de sulfure de sodium et 44 milligrammes de chlorure de sodium.

La température varie de 29 à 61 degrés.

La saison dure toute l'année. La durée du traitement est de 25 à 30 jours.

Modes d'emploi :

Bains. — Piscines. — Selon leur température et leur durée on peut faire varier à volonté les effets que l'on veut obtenir.

Habituellement on constate une augmentation de l'appétit, de la tendance aux transpirations, de la diurèse, puis bientôt de l'agitation et de l'insomnie, du malaise pendant 6 à 8 jours et enfin survient une période de bien-être.

Douches. — Elles déterminent une suractivité circulatoire très prononcée amenant des démangeaisons et même des éruptions.

Inhalations. — Les premières inhalations déterminent de l'anxiété, puis les sécrétions bronchiques deviennent plus abondantes et plus faciles, et on constate une sédation réelle.

Gargarismes. — Pulvérisations. — Inhalations.

Boisson — Au début l'eau détermine souvent des nausées, de l'inappétence, de la diarrhée, puis la tolérance s'établit et alors on constate une suractivité des fonctions digestives.

CLIMAT. — Grâce à sa faible altitude, Amélie se classe entre les stations de plaine à basse pression et celles de montagne à haute pression. Le climat est tonique et peu excitant.

La saison d'automne va de septembre à décembre. c'est la plus favorable pour une cure d'eau.

La saison d'hiver finit vers mars ou avril.

En été, on ne doit pas prolonger la durée du traitement. Celui-ci ne doit pas comporter plus de 25 à 30 bains et douches pendant 30 jours.

Comme station climatique et sulfureuse à la fois, Amélie remplit tous les desiderata exigés pour le traitement des lymphatiques, surtout ceux de *nature torpide prédisposés aux catarrhes bronchiques.*

BARÈGES (Hautes-Pyrénées) (1232 mètres).

Les eaux de Barèges sont sulfureuses et faiblement chlorurées. Il existe treize sources, dont le chiffre de minéralisation présente des écarts assez grands. Le sulfure de sodium s'y trouve dans la proportion de 5 à 41 milligrammes. Le chlorure de sodium dans celle de 39 à 72 milligrammes. La source du Tambour est celle qui est la plus minéralisée.

Leur température va de 24°,6 à 43°,5.

La saison est comprise entre le 15 juin et le 15 septembre.

Modes d'emploi des eaux :

1° *Bains*. — La minéralisation de l'eau variant selon la source, on devra débuter par les sources d'une minéralisation moyenne telle que celles du *Fond* ou de *Dassieu*, puis augmenter progressivement en passant par la source du *Polard* et arriver à celle de l'*Entrée*. Celle-ci est difficilement supportée. Elle est excitante et dangereuse pour les sujets nerveux, irritables, pour les tempéraments sanguins. Les enfants supportent très bien les eaux fortes.

On emploie beaucoup les bains de piscine, dans lesquels les malades restent pendant une heure à une température invariable. En même temps, on fait boire un ou deux verres d'eau. de façon à agir à la fois sur le tube digestif et sur la peau. Quelquefois, il faut pendant le séjour dans l'eau appliquer sur la tête un linge imbibé d'eau froide.

Chez les sujets très impressionnables on donnera un jour un bain et le lendemain une douche.

La durée et la température du bain sont variables selon les maladies. Les bains tempérés peuvent être prolongés ; mais les bains très chauds doivent être très courts.

Quand on est dans le bain ou la piscine, il faut respirer largement pour absorber le plus possible d'air et de vapeurs.

En sortant du bain ou de la douche, il faut se faire ramener chez soi en chaise à porteurs, pour ne pas se refroidir.

2° *Douches.* — Elles sont très puissantes. Leur durée ne doit pas dépasser 15 minutes et l'on doit mettre un intervalle aussi grand que possible entre la douche et le bain, pour éviter une trop grande excitation.

En sortant du bain et de la douche, il est bon de se coucher et d'entretenir la sudation commencée sous l'influence de l'eau thermale.

Il existe également des douches locales filiformes dirigées sur les organes atteints d'affection de nature lymphatique.

3° *Gargarismes.* — *Pulvérisations.*

4° *Boisson.* — On boit peu. Trois à quatre verres d'eau dans la journée, en commençant par les sources les plus faibles, pour arriver progressivement aux plus fortes.

MODE D'ACTION. — Sous l'influence du traitement on note différents phénomènes tels que constipation, embarras gastrique soit au début, soit à la fin ; dans ce dernier cas celui-ci est un signe de saturation ; souvent une exacerbation du côté des manifestations morbides de la bouche ou de la gorge, ce qui est d'un bon pronostic pour la guérison.

On observe souvent aussi des maux de tête sous forme de névralgies frontales ou autres, car les eaux réveillent les douleurs ; des gastralgies, des otalgies, etc., ainsi que des palpitations de cœur.

Du côté de la peau, la *poussée* se fait sous forme de petites élevures rouges, acuminées, siégeant surtout à la partie interne des membres et déterminant des démangeaisons plus ou moins vives. Quelquefois il y a simplement des démangeaisons sans éruption. En général, la poussée n'est pas un phénomène fréquent, on ne la voit guère que dans 3 pour 100 des cas.

Comme phénomènes de saturation on note, selon leur ordre d'apparition : céphalalgie, constipation, urines sédimenteuses, agitation, insomnie, crampes des extrémités, embarras gastrique, fièvre.

Parmi les phénomènes physiologiques déterminés par les eaux, on constate : des sueurs profuses, marquées surtout le soir et la nuit. Elles sont tantôt générales, tantôt limitées à un membre, ce qui est d'un bon pronostic. Les urines sont chargées ; il y a de l'agitation, de l'insomnie, pendant les premiers jours, une lassitude générale après le bain.

SPÉCIALISATION. — Les sujets lymphatiques qui ont besoin d'une forte excitation.

CAUTERETS (Hautes-Pyrénées) (932 mètres).

Il existe 24 sources dont la température varie de 16 à 48 degrés.

Leur sulfuration est due à la présence du sulfure de sodium qui s'y trouve dans la proportion de 10 à 23 milligrammes.

Les sources qui paraissent le mieux s'approprier au traitement du lymphatisme sont :

César, 59°,5, 23 milligrammes de sulfure de sodium :

Les *Espagnols*, 48 degrés, 20 milligrammes de sulfure de sodium.

Ces sources sont celles qui présentent le plus de stabilité relative dans leur sulfuration. Dans les autres sources, le soufre, au contact de l'air, se transforme en sulfite et hyposulfite de soude.

La durée du traitement doit être d'au moins 25 à 30 jours et il faut souvent plusieurs cures successives. Souvent les bons effets du traitement ne se font sentir que quelque temps après la cessation.

Modes d'emploi des eaux :

Boisson. { *La Raillère* 37° { *César* 44°

un à deux verres, matin et soir, prescrits par demi-verre à 15 ou 20 minutes d'intervalle.

Mode d'action. — Employées en boisson, ces eaux déterminent une stimulation spéciale et pour ainsi dire physiologique des fonctions digestives et des principaux appareils de sécrétion qui tend à accroître les mutations nutritives et, consécutivement, à réaliser une action à la fois reconstituante, et dépurative qui favorise le relèvement de l'état général et la production de réactions salutaires du côté des organes malades.

Elles déterminent aussi une excitation du système circulatoire qui aboutit à un mouvement fluxionnaire périphérique du côté de la peau et des muqueuses.

Bains. { *Les Espagnols.* { *César.* . . . . { *La Raillère* . . } Température variant de 33 à 36°. Durée de 15 à 45 minutes au plus.

Mode d'action. — Avec la boisson, le bain constitue la partie la plus essentielle du traitement du lymphatisme ou de la scrofule; appliquées en bains, les eaux produisent, sur le système nerveux central, par l'intermédiaire des nerfs sensitifs de la peau, une stimulation spéciale qui se manifeste par un sentiment de force et de bien-être.

Cette action névro-sthénique et plus ou moins excitante qu'on peut attribuer à la température, à la minéralisation ainsi qu'aux courants électriques de l'eau thermale, réagit sur les principales fonctions de l'économie et détermine des effets toniques qui viennent s'ajouter aux effets reconstituants de l'eau prise en boisson.

L'action topique du bain ne se borne pas à ces effets de stimulation générale, elle produit encore par un phénomène réflexe sur les nerfs vaso-moteurs, un mouvement d'expansion périphérique du réseau capillaire dont le résultat se traduit par une activité plus grande des fonctions sécrétoires de la peau et par une augmentation de tonicité de cette membrane.

	César.	*Tempérées et chaudes* 33 à 38°; de 5 à 10 minutes;
Douches.	*Les Espagnols.* *Les Œufs* . . .	*Écossaise*, 3 à 5 minutes; chaude, 35 à 38°; froide (14°), 10 à 30 secondes.
	Le Pré	*Jumelles*, froide 14 à 20°, chaude 37 à 40°. Durée de 1 à 3 minutes.

Mode d'action. — La douche est un moyen de stimulation générale qui porte son action principalement sur les systèmes nerveux et circulatoire. Elle détermine des effets excitants et perturbateurs qui viennent s'ajouter aux effets du bain pour accroître l'action névro-sthénique excitante et pour favoriser le mouvement d'excitation périphérique du côté de la peau.

Irrigations. — *Pulvérisations.* — *Douches locales.* — Ces divers moyens ont pour objet de déterger les muqueuses ou les plaies et de modifier la vitalité des tissus malades. Ils produisent souvent des recrudescences irritatives qui, maintenues dans certaines limites, sont généralement suivies d'un travail de résolution et de réparation dans les parties engorgées ou ulcérées.

Humage. — (Pour le mode d'opérer, voir l'article Luchon). A Cauterets il existe des appareils spéciaux permettant de faire arriver les vapeurs dans les fosses nasales, ce qui est très utile pour les manifestations lymphatiques de la région nasopharyngienne.

La durée des séances doit être de 10 a 30 minutes.

Le premier effet que l'on constate est une action sédative se traduisant par une diminution de la toux, ainsi que celle de la sécheresse de la gorge et du larynx. A mesure que la cure s'avance, on voit la toux cesser, l'expectoration prendre un meilleur aspect, la voix devenir plus claire.

CHALLES (Savoie)

Les eaux sont des sulfureuses fortes. Elles renferment 359 milligrammes de sulfhydrate de sodium. Leur chloruration est faible, 15 centigrammes par litre avec 3 milligrammes de bromure et 1 centigramme d'iodure de sodium.

La température est de 10°,5.

Modes d'emploi des eaux (1) :

1° *Boisson.* — L'eau est bue à la température de la source. On peut la couper avec du lait tiède ou l'édulcorer avec du sirop d'écorces d'oranges amères, si elle détermine des pesanteurs à l'estomac.

La dose est proportionnée à l'état du malade et à la nature de son affection. Elle varie de 60 grammes à 200 et 1000 grammes par 24 heures.

2° *Inhalations.* — On fait de l'inhalation froide, c'est-à-dire que l'on respire dans une atmosphère modifiée seulement par l'hydrogène sulfuré. Pour cela, l'eau est pulvérisée à l'aide de quatre jets filiformes qui s'élèvent du centre d'un bassin circulaire et vont se briser à trois mètres de hauteur, avec une pression de dix mètres, contre une coupole métallique d'où ils retombent en gouttelettes imperceptibles.

La durée de la séance varie selon les cas et la susceptibilité du malade. Très courte au début, on l'augmente progressivement; on la fait suivre d'un bain de pieds de huit à dix minutes.

1. Royer. — *Rapport sur la station de Challes.*

3° *Pulvérisations, gargarismes et irrigations nasales* (1). — Les pulvérisations se pratiquent avec des pulvérisateurs à vapeur qui permettent, suivant leur forme, de diriger le jet soit dans la bouche et le pharynx, soit dans les fosses nasales. Pour pratiquer les pulvérisations sur les régions autres que la face, on fait placer le malade dans une baignoire et on présente successivement au spray les parties malades, tandis que le reste du corps est plongé dans le bain. On évite ainsi les refroidissements qui seraient inévitables autrement quand on doit faire des pulvérisations prolongées sur des régions étendues.

Les irrigations naso-pharyngiennes sont constamment pratiquées avec le siphon de Weber, dont le récipient placé sur des tablettes de différentes hauteurs, permet de modérer et de mesurer mathématiquement la pression.

Les gargarismes et irrigations se prennent avec de l'eau tiédie au bain-marie et coupée au début avec de l'eau pure.

4° *Bains*. — Les bains sont donnés avec de l'eau ordinaire additionnée d'une quantité variable d'eau sulfureuse. La dose moyenne est de quinze litres.

Ils jouent évidemment un rôle important dans la médication de Challes. Cependant cette station manifeste une tendance de plus en plus grande à se spécialiser au point de vue des médications locales.

Généralement on fait suivre le bain général d'un bain de pieds.

---

1. RAUGÉ. — *Challes et ses indications.*

5° *Hydrothérapie.* — Il existe une installation hydrothérapique complète.

Action physiologique. — *Boisson.* — L'eau détermine des phénomènes d'excitation du côté des divers organes. Du côté du système nerveux, c'est de l'ivresse passagère, des vertiges. Du côté de l'estomac, c'est de l'augmentation de l'appétit. Du côté des organes génitaux, c'est de l'excitation génésique. Le corps est plus dispos, plus apte aux exercices musculaires. Ces divers phénomènes ne s'observent qu'au bout de quelques jours.

L'hydrogène sulfuré s'élimine : Par la peau ;

Par les poumons en y déterminant de l'hypérémie avec hypersécrétion bronchique ;

Par les reins où il provoque de la diurèse avec élimination d'acide urique et d'urates, et alcalinisation de l'urine qui contient de l'iode et des bromures.

L'iode s'élimine aussi par la salive où on le retrouve.

Indications. — La médication de Challes activant les échanges nutritifs convient aux lymphatiques *torpides* qui n'ont pas l'énergie suffisante pour achever leurs oxydations et éliminer leurs résidus.

Mais elle ne pourra que nuire et exagérer les symptômes, dans les formes actives, presque fébriles où les combustions sont trop vives et où il y a de la dénutrition.

Les enfants tolèrent remarquablement l'eau en boisson. Ils arrivent rapidement à des doses que les adultes supportent bien moins facilement.

LAVEY (Suisse, canton de Vaud) (433 mètres).

Les eaux sont très faiblement minéralisées principalement par des chlorures (0 gr. 378), et des sulfates (0 gr. 180). Elles contiennent en outre un peu d'hydrogène sulfuré (3^{cc},5), mais cependant assez pour que l'eau soit considérée comme sulfureuse.

La température est de 46 degrés à la buvette.

La saison la meilleure est le mois de juillet et le mois d'août.

On fait usage aussi des eaux mères des salines de Bex, qui sont transportées à Lavey.

On y fait aussi de l'hydrothérapie froide, avec de l'eau à 8 degrés.

MODES D'EMPLOI :

1° *Boisson*. — L'eau a une saveur saline et sulfureuse qui est masquée par sa haute température et par l'acide carbonique qu'elle renferme. Aussi faut-il toujours aller la boire à la buvette afin qu'elle ne se refroidisse pas pendant le transport. On arrive ainsi à en boire, chaque jour, de 16 à 18 verres de 120 grammes sans en être incommodé.

Une fois ingérée, l'eau donne à l'estomac une sensation de chaleur agréable, elle augmente l'appétit et facilite les évacuations : du côté de la peau, il y a un peu d'excitation ; on la voit devenir plus rouge, plus animée et se couvrir de transpiration, quelle que soit la température ambiante. L'eau a donc une action sudorifique. Elle est en outre diurétique et agit localement sur la muqueuse urinaire, en en modifiant les sécrétions catarrhales.

Les eaux mères administrées à l'intérieur sont préparées d'après les indications du Dr Suchard, suivant cinq types :

Eau mère naturelle; 1° filtrée, 2° concentrée; 3° concentrée en iode et en brome; 4° débarrassée par évaporation de son chlorure de sodium, ce qui la rend purgative en augmentant le titre des sulfates; 5° eau mère sans sulfates ni chlorures remplacés par des carbonates alcalins ou eau mère alcaline.

A la dose de deux à trois cuillerées à café dans un verre d'eau thermale, l'eau mère est purgative. L'effet est tantôt instantané, tantôt ne se produit qu'après deux ou trois heures, rarement pas du tout. Dans ce dernier cas, il suffit d'ajouter un peu de sulfate de soude.

Les enfants très jeunes tolèrent l'eau mère encore plus facilement que les adultes. Malgré cela, Suchard considère qu'il y a avantage à ne les soumettre qu'à la cure sulfureuse, trouvant qu'ils sont ainsi moins exposés aux récidives de leur affection.

2° *Bains et douches.* — Les bains sont donnés deux fois par jour. Leur durée est assez prolongée, ce qui peut avoir lieu sans qu'il se produise de fatigue. On observe les premiers jours de l'excitation cutanée avec de la cuisson et une certaine exacerbation des éruptions existantes, puis tout s'apaise et la cicatrisation se fait parfaitement.

La poussée est habituelle et est en rapport avec la durée du bain. Elle se manifeste sous forme d'un exanthème ressemblant à la rougeole boutonneuse avec desquamation manifeste. Quand il y a mélange d'eau mère, la poussée est plus complexe.

Sous l'influence des bains chauds, on voit parfois se produire le passage de la forme torpide de la maladie à la forme éréthique.

3° *Douches*. — On y trouve des douches de toute nature avec massage comme à Aix.

INDICATIONS. — *Forme torpide*. Balnéation énergique avec douches. Eau thermale en boisson additionnée d'eau mère jusqu'à effet purgatif.

Quand les malades sont amaigris, on leur administre des bains moins longs, des douches plus chaudes et plus courtes et de faibles doses d'eau mère.

LUCHON (Haute-Garonne) (625 mètres).

Luchon possède quatre groupes d'eaux :

1° *Sulfurées sodiques thermales*, qu'on divise en deux catégories :

a. *Sources excitantes* : Grotte-Richard-Reine.

b. *Sources sédatives* : Ferras, Bosquet, Bordeu, Étigny, la Blanche.

2° *Sulfurée saline, froide*. — Il n'existe qu'une source dite Froide qui est employée aux bains pour les mélanges.

3° *Source sulfurée alcaline* dite de Ravi.

4° *Sources ferrugineuses*. — Elles sont à base de crénates et de sulfates.

La température des eaux va de 31 à 65 degrés.

La saison est comprise entre juin et septembre.

La durée du traitement est de 25 à 30 jours.

Les eaux de Luchon subissent au contact de l'air, un certain nombre de transformations qui portent sur leur principe sulfuré. Un de ceux qui ont le plus attiré l'attention, c'est le *blanchiment*.

Celui-ci se traduit par un aspect laiteux que prend l'eau sulfureuse et qui est dû à ce que le soufre est en suspension dans un état de très grande division. Des eaux ainsi modifiées acquièrent des propriétés sédatives.

Modes d'emploi des eaux (1) :

1° *Boisson*. — On boit l'eau sulfureuse à différentes buvettes qui sont réparties en quatre groupes, dont nous donnons l'énumération dans le tableau ci-joint.

1. C. Valdès — *Eaux minérales de Luchon*, 1884.

BUVETTES

		Noms des sources	Température au thermomètre degrés centigrades	Sulfuration	Par litre
Premier groupe.	Buvette du Pré. . .	Pré n° 1.	51°,20	0.0735	7 cent.
		Pré n° 2.	41°	0.0589	5 c. 1/2
		Pré n° 3.	40°	0.0319	3 c.
		Pré n° 4 (refroidi). .	25°	0.0710	7 c.
Deuxième groupe.	Buvette du Promenoir (côté de l'entrée des galeries souterraines).	Ferras ancienne. . .	28°	0.0049	1 c. 1/2
		Ferras nouvelle. . .	31°	0.0110	1 c.
		Enchantée	42°	0.0789	6 c. 1/2
Troisième groupe. . . .	Buvette du Promenoir (côté de l'Humoye).	Blanche	39°	0.0220	2 c.
		Grotte supérieure. .	55°	0.0443	4 c. 1/2
		Reine	49°	0.0540	5 c. 1/2
Quatrième groupe. . . .	Buvette dans l'intérieur de l'établissement (2ᵉ galerie à gauche).	Romain	47°	0.0515	5 c.
		Ferras infér. (n° 1) .	34°	0.0528	5 c.
		Ferras infér. (n° 2) .	39°	0.0392	4 c.

On doit boire l'eau :

a. Le matin à jeun entre six et sept heures, avant ou après le bain;

b. Le soir une ou deux heures avant le repas;

c. Pendant le bain, pour les personnes très nerveuses qui ne peuvent digérer l'eau autrement.

La dose doit varier naturellement selon les cas; mais il faut toujours commencer par une dose faible et augmenter progressivement. Par exemple, on commence par 30, puis 60, 120, 180, enfin 240 grammes.

Quand la température est très élevée, on doit diminuer la dose de la veille; au contraire quand la température est fraîche, on peut l'augmenter, parce qu'alors l'estomac la tolère bien.

Il faut toujours laisser un certain intervalle entre deux doses, soit vingt à vingt-cinq minutes.

Quand l'estomac digère mal l'eau, on fait prendre alors de deux sources différentes en commençant par celle dont la température est le moins élevée et en prenant ensuite une source plus chaude et plus sulfurée. A la rigueur, on pourrait y ajouter de l'eau de Vichy, ce qui en faciliterait la tolérance; mais on ne doit mélanger aucun sirop à l'eau.

2° *Bains.* — Les bains se prennent dans des salles dont les unes sont à voûte élevée, les autres à voûte basse. Dans ces dernières l'eau est beaucoup plus chargée de vapeurs sulfhydriques que dans les premières. C'est au médecin qu'il appartient de dire au malade dans quelles salles il doit se baigner.

Les moments de la journée les plus favorables

pour le bain sont de 7 h. 45 à 11 heures du matin et de 3 à 5 heures le soir.

On fera bien de faire une promenade avant le bain, surtout le matin, afin d'activer la circulation périphérique et d'éviter la sensation de froid que certains malades accusent en entrant dans le bain du matin.

La température, la durée du bain, le volume d'eau doivent être réglés par le médecin selon les cas. On accepte généralement la température de 35 degrés comme moyenne.

Piscine. — On ne devra prendre de bains de piscine qu'avec l'autorisation du médecin. On ne devra pas se promener en peignoir autour du bassin, car après avoir été mouillé on s'exposerait ainsi à un refroidissement. Dès que l'on sent un peu de malaise et que la respiration est moins libre, il faut quitter la piscine, s'habiller rapidement, sortir au plus vite de la salle et se promener au grand air. Cette gêne respiratoire tient à l'absorption par les poumons de l'acide sulfhydrique contenu dans l'air de la salle, et que certains malades ne peuvent supporter longtemps sans tousser.

On donne également des bains *émollients* et des *bains de vapeur*; mais ceux-ci sont appliqués au traitement d'autres maladies que le lymphatisme.

3° *Douches.* On donne des douches à des températures variables :

Chaudes. . . . . de 40 à 45 degrés
Tempérées. . . . . . . à 26 —
Froides . . . . à 16 —

écossaises et jumelles.

En général, la douche se prend dans la baignoire. dans le dernier quart d'heure du bain, pendant cinq, dix ou quinze minutes.

La douche doit être prise le matin ou le soir de 4 à 6 heures.

Après la douche, on boit un demi-verre d'eau froide pour diminuer l'excès de chaleur provoqué par la réaction et faire cesser les étouffements qui seraient occasionnés par les vapeurs aqueuses de l'atmosphère. Puis l'on fera une promenade à pied de dix à quinze minutes.

Massage. — On fait du massage sur une vaste échelle.

4° *Pulvérisations.* — Elles doivent se faire de la façon suivante :

1° Être bien assis dans une chaise afin que le corps n'ait pas une inclinaison forcée.

2° Respirer seulement par la bouche afin qu'à chaque inspiration le liquide thermal pénètre sans que le voile du palais reçoive la respiration nasale.

3° Porter la langue bien au dehors, ce qui attirera l'épiglotte avec elle, de sorte que l'espace pharyngien laissera un écart suffisant pour augmenter le volume de poussière d'eau vers ces parties déclives.

4° Faire lentement de petites aspirations, car la poitrine se dilate au fur et à mesure qu'on le fait, et les voies respiratoires ont tout le temps de s'habituer à l'air chaud et humide du milieu thermal.

On ne devra pas faire de pulvérisations quand il survient des changements atmosphériques (pluies. brouillards, orages).

Les pulvérisations se feront quand l'estomac sera vide, soit le matin, soit le soir, de 5 à 6 heures.

La durée est subordonnée à chaque cas et doit être indiquée par le médecin.

5° *Humage.* — Le humage consiste dans l'aspiration de vapeurs d'hydrogène sulfuré qui se dégagent spontanément et qui sont recueillies et amenées par des canalisations jusqu'à un orifice où le malade peut les aspirer.

On aura soin de pratiquer le humage d'après les règles suivantes :

Ne pas se jeter en arrière de la chaise, parce que le corps, prenant une inclinaison forcée, le malade sera obligé de tousser à chaque deux ou trois inspirations. Ne pas coller la bouche à l'appareil, mais laisser un intervalle d'un centimètre.

Toutes les deux ou trois minutes on interrompt le humage.

On éprouve tout de suite une sensation de forte chaleur dans la poitrine. L'inspiration est plus ample. Jamais cette pratique ne provoque de toux.

La durée d'une séance de humage varie de dix à trente minutes une ou deux fois par jour.

Après la séance, on évitera l'impression du froid extérieur. On se couvrira la bouche et l'on rentrera dans un appartement clos.

SAINT-GERVAIS (Haute-Savoie)

L'établissement est situé à 633 mètres d'altitude.

Les eaux sont des sulfurées faibles (3 cc. de H_2S) et des chlorurées faibles (1 gr. 77 de chlorure de sodium).

La température est de 39 à 42 degrés.
La saison est de 25 à 30 jours.

Modes d'emploi :

Les eaux sont employées en bains, douches, boisson.

Bains. — Pour les enfants, on fera prendre des bains de dix à quinze minutes.

Boisson. — On ne leur donnera pas plus d'un à deux verres de la source Goutard ou de la source du Torrent, avant les repas.

Pour les adultes, le bain ne dépassera pas vingt minutes et la boisson sera prise à la dose de deux à cinq verres.

Action physiologique. — Les bains sont éminemment sédatifs, à condition de ne pas être prolongés plus longtemps que la durée indiquée ci-dessus.

On n'observe jamais de poussée thermale.

L'eau de la source Goutard, prise aux doses indiquées plus haut, mais coup sur coup, produit un effet diurétique très marqué. Cette source conviendra aux nerveux. On donnera au contraire la source du Torrent aux lymphatiques torpides. Quand on voudra obtenir un effet purgatif, on prendra ces eaux par intervalles, en fractionnant les doses.

Spécialisation. — L'eczéma chez les malades nerveux, irritables.

URIAGE (Isère, 420 mètres).

Les eaux sont sulfureuses chlorurées sodiques et arsenicales. La proportion de ces substances est la suivante :

Acide sulfhydrique 0.0113
Chlorure de sodium 0,0567
Arséniate de soude. 0,0021
La température est de 27 degrés.

Il existe en outre une source ferrugineuse contenant 20 milligrammes de bicarbonate de fer.

La saison dure du 15 mai au 15 octobre. La durée du traitement doit être généralement prolongée. Souvent même on aura avantage à faire deux demi-saisons séparées par un intervalle de quinze à trente jours. Cela est surtout utile chez des malades trop impressionnables, surtout chez les très jeunes enfants.

Modes d'emploi (1) :

Boisson. — A la dose d'un ou deux verres dans la journée, l'eau augmente l'appétit et facilite la digestion.

A la dose de trois à six verres, pris à quinze minutes d'intervalle, elle purge.

A dose fractionnée d'un demi-verre ou d'un verre deux fois par jour, elle stimule la nutrition.

Les malades qui ont l'estomac irritable devront couper l'eau avec du lait ou du sirop.

---

1. Doyon. — *Uriage et ses eaux minérales.*

Bains. — Les bains sont toniques et fortifiants.

Frais, ils sont sédatifs du système nerveux. Ils ne conviennent pas dans les maladies de la peau, car la réaction consécutive augmente l'inflammation cutanée. Ils sont au contraire très indiqués dans les diverses manifestations du lymphatisme.

A 35 degrés ils augmentent les forces et l'activité musculaire.

La *poussée* se manifeste par des plaques érythémateuses, papuleuses, vésiculeuses, des furoncles, etc. L'époque où elle apparaît est variable, généralement c'est au bout de dix à douze jours.

Chez les femmes lymphatiques qui ont des règles ménorrhagiques, les bains diminuent l'abondance du flux sanguin.

Douches. — On fait placer le malade sur un plan incliné. Le doucheur tient le tuyau sous l'aisselle et en dirige le jet sur les diverses régions en même temps qu'il pratique le massage.

La durée est de huit à quinze minutes. Ensuite le malade est emmailloté, puis transporté dans une chaise à porteurs à son domicile où on le met dans un lit préalablement chauffé. Là, il reste plus ou moins longtemps dans ce maillot, ensuite il séjourne dans son lit un certain temps jusqu'à ce que la sudation provoquée par la douche et le maillot soit complètement terminée.

D'autres fois, au contraire, après avoir été bien séché et essuyé, le malade fait une promenade pour faciliter la réaction.

La douche tiède est sédative.

La douche chaude est résolutive.

La douche écossaise est reconstituante : celle-ci est très utile pour les enfants qui s'enrhument facilement; elle leur permet de résister aux influences extérieures et aux variations de température.

Douches locales. — Il en existe de toutes natures, adaptées aux différentes localisations morbides: faciales, nasales, cervicales, etc.

Pulvérisations. — Il existe des salles spéciales destinées au traitement des affections des paupières, des yeux, de la face, du conduit auditif et du pharynx.

Lotions. Fomentations. — On applique des compresses imbibées d'eau pour calmer les démangeaisons cutanées.

EAUX MINÉRALES

DE NATURES DIVERSES

LOUÈCHE (Suisse-Valais, 476 mètres).

Les sources thermales sulfatées calciques sont au nombre d'une vingtaine, parmi lesquelles la source Saint-Laurent sert de type.

La température est de 51 degrés.

La saison va de juin à septembre.

MODE D'EMPLOI :

Bain (1). — Ce qui caractérise la cure de Louèche, c'est le bain prolongé, pratique empirique consacrée par l'expérience. Il se donne à la température de 34 à 35 degrés. Au début il est d'une demi-heure à une heure, mais on le porte rapidement à trois, quatre, cinq, six heures et on le maintient à ce maximum pendant un certain nombre de jours. Vers le dixième ou onzième bain en général, on voit apparaître la *poussée* qui est très forte. Elle débute à la face interne des bras et des cuisses et affecte les formes les plus diverses, depuis le simple érythème jusqu'au pseudo-eczéma suintant avec tuméfaction de la peau rendant les mouvements difficiles et douloureux. Elle augmente pendant trois à cinq jours, reste stationnaire pendant deux à dix jours et décroît plus ou moins vite. Elle s'accompagne de phéno-

____

1. DE LA HARPE. — *La Suisse balnéaire et climatique.*

mènes dits critiques : embarras gastrique, dépôts dans les urines, parfois diarrhée ou fièvre. La fatigue, l'anorexie, le prurit sont la règle générale. La congestion cutanée accompagnée d'une vive .chaleur fait paraître le bain froid et l'on voit les baigneurs réclamer le réchauffement d'une eau qu'ils avaient trouvée trop chaude. La poussée se termine par la disparition graduelle de l'exanthème. suivie de desquamation. C'est elle qui détermine la quantité et la diminution des heures du bain car, à partir du moment où elle a eu son maximum, on suit sa décroissance en diminuant les heures du bain; on « *débaigne* ». Aussi faut-il prolonger souvent le traitement pendant 25 à 30 jours si l'on ne veut pas partir avec des restes de poussée, ce qui serait sinon dangereux, du moins désagréable.

Spécialisation. — 1° Comme station climatique : les *lymphatiques mous*.

2e Comme station balnéaire : les *lymphatides cutanées*.

SAXON (Suisse-Valais, 476 mètres).

L'eau calcaire de Saxon est remarquable par la quantité d'iodures qu'elle renferme, 110 milligrammes par litre, associés à 41 milligrammes de bromures. C'est l'eau la plus iodurée connue.

La température est de 23 à 25 degrés. La saison dure du 1er juin au 15 octobre.

Modes d'emploi :

1° *Boisson*. — On fait prendre au minimum dix verres d'eau et on va même jusqu'à vingt-huit, ce qui représente cinq litres par jour. Il faut fractionner les doses, car les iodures sont éliminés rapidement. En sortant du lit, on boit deux ou trois verres, on va prendre son bain ou sa douche et l'on boit de nouveau trois ou quatre verres en se promenant pour faciliter la sueur et l'urination. Chaque verrée doit être séparée d'un quart d'heure ou de vingt minutes, et l'on doit cesser au moins une demi-heure avant le déjeuner. L'après-midi on recommence à 2 heures et on cesse une demi-heure avant le dîner. La soif devient bientôt si vive que presque tous les malades se font porter de l'eau dans leur chambre pour boire dans la soirée ou pendant la nuit.

2" *Bains.* — On fait prendre deux bains par jour, généralement assez longs.

Il existe une piscine froide.

3° *Douches* de tout genre, générales et locales.

4° *Pulvérisations; inhalations.*

Spécialisation. — Les engorgements ganglionnaires.

SAINT-ALBAN (Loire).

Les eaux sont très faiblement minéralisées, principalement par des bicarbonates de chaux, de soude et de fer. En revanche, elles renferment de grandes quantités d'acide carbonique libre, qui est recueilli et employé pour le traitement.

La température est de 16 à 17 degrés.

Mode d'emploi de l'acide carbonique :

On emploie le gaz en bains généraux, bains partiels, douches locales et à l'intérieur sous forme d'inhalations et d'aspirations.

Les bains se prennent à l'aide d'une boîte en bois dont la paroi antérieure inclinée et mobile est percée d'un orifice qui laisse passer la tête du patient. Cet orifice est garni d'un coussin et l'on y ajoute une serviette afin d'isoler le gaz et de rendre son action plus énergique. La durée du bain est de 10 à 20 minutes. On y entre tout habillé. En sortant, on va se reposer et l'on doit éviter le froid.

Les douches se donnent à l'aide de tubes de caoutchouc terminés par des ajutages de forme variée.

SAINT-CHRISTAU (Basses-Pyrénées).

Les eaux de Saint-Christau sont des eaux ferrocuivreuses. Il existe cinq sources dont la plus employée est la *Source des Arceaux*, qui renferme 0 milligr. 3 de sulfate de cuivre et 1 milligr. 2 de carbonates de fer et de manganèse par litre.

Sa température est de 14 degrés.

La *Source du Pêcheur* contient 2 milligrammes d'hydrogène sulfuré et la même quantité de fer que la précédente; mais elle n'est pas cuivreuse.

On l'emploie en boisson dans les cas de manifestations légères du lymphatisme.

Modes d'administration des eaux. — On emploie les eaux sous formes de bains généraux et locaux, douches, irrigations, pulvérisations.

En ce qui concerne le traitement du lymphatisme,

nous signalerons seulement les douches nasales et oculaires que nous avons décrites d'une façon détaillée au chapitre consacré aux maladies des yeux et à celles du nez.

EAUX DE TABLE

CONVENANT AU LYMPHATISME

Nous considérons comme eaux de table (1) des eaux assez faiblement minéralisées pour pouvoir être ingérées en quantité quelconque, sans que des doses même élevées puissent produire quelque inconvénient, même si l'usage en est prolongé indéfiniment. Dans cet ordre d'idées, nous donnons ci-dessous celles qui pourront être adoptées de préférence aux autres eaux dans le lymphatisme.

Aizac (Ardèche), source *la Coupe* n° 1.

Amiens (Somme), source *le Petit-Saint-Jean* (ne s'exporte pas).

Amiens (Somme), source *les Huchers*.

Amphion (Haute-Savoie), source *d'Amphion*.

Aurensan (Gers), sources n° 2 et n° 4.

Bagnères-de-Bigorre (Hautes-Pyrénées), source *Branhauban*.

Bas (Haute-Loire), source *Mautour*.

Bourrassol (Haute-Garonne), source *de Bourrassol*.

Brucourt (Calvados), source *de l'Étoile*.

Bussang (Vosges), source *de Bussang*.

Camarès (Aveyron), source *Madeleine*.

1. Constantin Paul et Paul Rodet. — *Les eaux de table*, in-18, 300 pages. Paris, 1893.

CAMARÈS (Aveyron), source *Princesse*.
—   — source *Rose*.
CAMBO (Basses-Pyrénées), source ferrugineuse.
CASTELJALOUX (Lot-et-Garonne), source *Levadon*.
CASSUÉJOULS (Aveyron), source *de Cassuéjouls*.
CHARBONNIÈRES (Rhône), source *Cholat* ou *Nouvelle*.
—   — source *Laval*.
CHATEAU-GONTIER (Mayenne), source *Pougues rouillée*.
CHATEAU-THIERRY (Aisne), source *Fontaine du Lys*.
CORNILLON-EN-TRIÈVES (Isère), source *Oriol*.
COURS (Gironde), source *la Rode*.
ETUZ (Haute-Saône), source *Frayon*.
FORGES-LES-BAINS (Seine-et-Oise), source *Raymond*.
GRAVILLE-SAINTE-HONORINE (Seine-Inférieure), source *Château-d'Eau*.
LA BAUCHE (Savoie), source *Farette*.
LA BÉGUDE (Ardèche), source *Saint-Charles*.
—   — source *Saint-Joseph*.
LA PLAINE (Loire-Inférieure), source *de Préfailles*.
LABESTZ-BISCAY (Hautes-Pyrénées), source ferrugineuse.
LACAUNE (Tarn), source *Rouge*.
LAC-VILLERS (Doubs), source *Lac-Villers*.
LAMALOU (Hérault), source *du Capus*.
LA THENEUILLE (Allier), source *Saint-Pardoux*.
LAVARDENS (Gers), source *Fontaine Chaude*.
MONTPEZAT (Ardèche), source *Samaritaine*.
MUREILS (Drôme), source *la Bretonnière*.
NEUVILLE-SUR-SAÔNE (Rhône), source *de Neuville*.
OGEU (Hautes-Pyrénées), source *d'Ogeu*.
PAU (Basses-Pyrénées), source ferrugineuse.
PÉLUSSIN (Loire), source *Jugez*.

PIEDICROCE (Corse), source *Angeli.*

PLOMBIÈRES (Vosges), source *Bourdeilles.*

PONT-DE-BARRET (Drôme), source *Souveraine.*

PORTA (Corse), source *de Porta.*

PROVINS (Seine-et-Marne), source *Sainte-Croix.*

RAPAGGIO (Corse), source *de Caldane.*

— — source *d'Orezza.*

— — source *Peretti.*

RIAILLE (Loire-Inférieure), source *Haut-Rocher.*

ROANNE (Loire), source *de Roanne.*

ROQUECOURBE (Tarn), source *du Chemin-Profond.*

ROUEN (Seine-Inférieure), source *du Pré-Thuilleau.*

SAIL-LES-BAINS (Loire), source *Bellety.*

SAINT-DIÉRY (Puy-de-Dôme), source *Renlaigue.*

SAINT-FÉLIX-DES-PAILLIÈRES (Gard), source *Magnan-ville.*

SAINT-GENIS-LES-OLLIÈRES (Rhône), source *la Garenne.*

SAINT-GERMAIN-DU-CORBEIS (Orne), source *Houel.*

SAINT-JULIEN (Hérault), source *Saint-Julien.*

SAINT-PIERRE-D'ARGENÇON (Hautes-Alpes), *Fontaine Vineuse.*

SAINT-QUENTIN (Aisne), source *Saint-Quentin.*

SALEICH, source *la Pyrène.*

SAN GAVINO D'AMPUGNANI (Corse), source *de Caldane.*

SARCEY (Rhône), source *les Quartiers.*

STAZZONA (Corse), source *Piane.*

TERRANO (Corse), source *de Pardina.*

TRAMEZAIGUES (Hautes-Pyrénées), source *Mondany.*

THOUARCÉ (Maine-et-Loire), source *Le Ragottier.*

VALS (Ardèche), source *Saint-Pierre.*

VIRY-CHATILLON (Seine-et-Oise), source *du Pied de fer d'Aiguemont.*

HYDROTHÉRAPIE

La médication hydrothérapique applicable au lymphatisme ne peut s'adresser qu'à l'état général. C'est assez dire que l'on ne doit faire usage que des procédés qui ont des effets essentiellement toniques.

Cependant ces procédés ne devront pas être absolument les mêmes à toutes les périodes de la maladie ni à tous les âges.

Ainsi, dans l'enfance, les sujets lymphatiques sont souvent gros, bouffis. Leur peau fonctionne d'une façon défectueuse, elle est mal irriguée par les vaisseaux sanguins. Si, dans ces cas, on employait d'emblée les douches froides, on courrait de grands risques de ne pas obtenir la réaction qui doit être la conséquence de toute application froide. Aussi, dans ces cas, vaudra-t-il mieux recourir d'abord à la douche chaude, qui produit des effets excitants très marqués et qui ne demande pas de la part de l'organisme le travail nécessaire à la réaction. Ces douches, accompagnées de frictions sèches, activeront la circulation capillaire de la peau, qui est toujours si languissante dans ces cas.

En outre, les applications chaudes seront souvent indiquées chez les enfants dont l'impressionnabilité est excessive et avec lesquels il faudrait se livrer à une véritable lutte pour leur faire accepter l'eau froide. Au bout d'un certain temps de cette pratique, quand ils sont bien habitués au contact de l'eau, on diminue graduellement la température et l'on arrive ainsi insensiblement à leur faire tolérer l'eau froide.

Chez l'adulte, on doit employer d'emblée l'eau froide et en particulier les procédés qui ont les effets les plus excitants et les plus toniques. On leur administrera des douches en jet très brisé ou en arrosoir mobile de 15 à 20 secondes. L'eau ne devra pas avoir une température inférieure à 8 degrés parce qu'au-dessous de cette température on n'est pas maître d'en régler les effets à volonté.

On devra naturellement veiller à ce que la réaction se fasse normalement et au besoin la favoriser à l'aide de frictions et d'un exercice modéré.

Il faudra, autant que possible, prendre deux douches par jour et continuer le traitement pendant assez longtemps, jamais moins de plusieurs mois.

Outre son action de reconstitution générale, le traitement hydrothérapique aura pour effet de diminuer les prédispositions morbides inhérentes au lymphatisme. C'est ainsi qu'en soumettant le malade à ce traitement pendant l'automne on peut prévenir ou tout au moins atténuer les manifestations locales du lymphatisme qui apparaissent en hiver, telles que coryzas, ophtalmies, bronchites, etc. De même, en soumettant le malade aux applications hydrothérapiques à la fin de l'hiver et au commencement du printemps, on pourra prévenir l'éclosion des lymphatides cutanées qui font leur apparition au printemps. Ce mode de procéder donne les meilleurs résultats, ainsi que l'ont fait remarquer MM. Beni-Barde et Materne (1).

1. BENI-BARDE et MATERNE. — *L'hydrothérapie dans les maladies chroniques et nerveuses.* Paris, 1893.

Il est bien entendu que, pour obtenir de ce traitement tous les effets que l'on est en droit d'en attendre, celui-ci doit être suivi dans un établissement hydrothérapique dirigé par un médecin. Il est en effet assez délicat de savoir comment on doit instituer le traitement, selon les cas, comment on doit le diriger et le modifier quand cela est nécessaire.

Traitement à domicile. — Lorsque l'on n'a pas à sa disposition un établissement médical d'hydrothérapie, on pourra néanmoins utiliser ce mode de traitement chez soi. Pour cela, ce qu'il y a de plus pratique, c'est le *tub*, les lotions avec une éponge mouillée, les affusions avec les appareils construits à cet effet.

Quant aux procédés tels que la douche, qui demandent une pression déterminée, variable selon chaque cas, une température bien appropriée à l'impressionnabilité du sujet, une durée qu'il faut savoir limiter selon les circonstances, nous ne conseillons pas d'y avoir recours.

Il faut donc se borner aux pratiques précédemment énumérées. On ne saurait trop combattre la tendance qu'ont les malades à vouloir prolonger la durée de chaque séance. Aussi le médecin qui prescrira un traitement à domicile devra-t-il toujours insister pour que chaque séance ne dépasse pas 15 secondes en général.

VII

CHOIX D'UNE STATION

Après avoir énuméré toutes les ressources qu'on peut trouver dans les différentes stations, il nous reste à indiquer les grandes lignes qui devront guider le médecin lorsqu'il s'agira de diriger un malade sur l'une de celles que nous avons décrites.

Il y a, à cet égard, à envisager la question sous trois points de vue différents :

1° L'âge du malade ;

2° La variété morbide qu'il présente ;

3° Le choix qu'il y a à faire entre différentes stations de même nature.

a. — AGE DU MALADE.

Il y a, à cet égard, à établir une ligne de démarcation très nette, qui est consacrée par l'expérience.

Les enfants jusqu'à la seconde enfance réclament les eaux chlorurées sodiques et surtout la mer.

Dans l'adolescence et l'âge adulte, on aura surtout recours aux eaux sulfureuses.

b. — VARIÉTÉ MORBIDE.

En ce qui concerne les différentes manifestations locales de la maladie, on devra toujours adresser les malades à une station où il existe des installations appropriées au traitement local de la forme morbide qu'il s'agit de traiter. Cette recommandation, si banale qu'elle puisse paraître, permettra au médecin d'éviter des mécomptes que les clients ne pardonnent pas. D'autre part, ceux-ci accepteront avec beaucoup plus de confiance un traitement thermal quand le médecin leur indiquera d'une façon bien précise le genre de médication qui sera instituée et les résultats que le malade est appelé à en retirer.

c. — DU CHOIX A FAIRE ENTRE DIFFÉRENTES STATIONS DE MÊME NATURE.

1° *Chlorurées sodiques.* — Il y a lieu de considérer les chlorurées fortes et les chlorurées faibles.

La mer rentre dans la catégorie des chlorurées fortes. Les indications ont été précisées plus haut. Rappelons seulement ici qu'elle est le traitement de choix pour les enfants autant comme traitement climatique que comme traitement salin.

Les eaux chlorurées fortes, telles que Bex, Biarritz, Dax, La Mouillère, Salies-de-Béarn, Salies-du-Salat, Salins, seront indiquées chez les sujets très fortement touchés par le lymphatisme, dont la constitution a besoin d'une stimulation énergique qu'on obtient à la fois par l'eau chlorurée et par l'addition des eaux-mères.

Les eaux chlorurées faibles, telles que Balaruc, Bourbon-l'Archambault, Bourbonne, la Motte, Saint-Nectaire, Salins-Moutiers, sont indiquées chez les malades qui ont un tempérament lymphatique plus ou moins prononcé, sans qu'il existe de manifestations locales très accentuées. Parmi celles-ci nous appellerons l'attention sur deux stations qui présentent des indications particulières :

1° Balaruc, en raison de sa situation au bord de l'étang de Thau, ce qui lui donne le caractère d'une station marine;

2° Salins-Moutiers, dont la médication combinée à celle de Brides, qui en est à 4 kilomètres, rend les plus grands services chez les lymphatiques bouffis; mais on n'y traite pas les manifestations locales.

En dehors des chlorurées fortes et faibles se place une station qui a une caractéristique spéciale, je veux parler de la Bourboule.

Sa faible teneur en chlorures est compensée par la présence de l'arsenic. Elle conviendra surtout chez les sujets lymphatiques qui n'ont pas besoin de la stimulation énergique que donnent les chlorurées fortes, surtout dans la seconde enfance et chez les adolescents qui paraissent avoir une certaine prédisposition à la tuberculose ou chez ceux qui ont encore des vestiges antérieurs de lymphatisme.

2° *Chlorurées sulfurées*. — Les eaux sulfureuses s'adressent surtout à la seconde enfance, à l'adolescence et à l'âge adulte.

Cauterets et Luchon, en raison de leurs installations très complètes, réclament les sujets lymphatiques qui ont besoin de traitements locaux, tels que pulvérisations, humages, etc.

Les malades tout à fait torpides iront à Barèges trouver la stimulation énergique dont ils ont besoin.

Ceux qui ont des manifestations cutanées, surtout de l'eczéma, et qui sont en outre nerveux, irritables, se trouveront bien de Saint-Gervais.

Les malades prédisposés aux catarrhes bronchiques, surtout les lymphatiques torpides, s'adresseront de préférence à Amélie-les-Bains.

Uriage, Challes, Lavey, rentrent dans la catégorie générale des sulfureuses.

3° *Eaux de natures diverses.* — Nous avons signalé au chapitre consacré à ces stations quelle était la spécialisation de chacune, nous nous bornerons à la rappeler.

Louèche . . . . . Lymphatides cutanées.
Saxon . . . . . . Engorgements ganglionnaires.
Saint-Alban . . Catarrhes auriculaire et oculaire.
Saint-Christau. Coryza et ophtalmies.

ERRATUM

Par suite d'une erreur de composition, l'article suivant, qui devait être à la page 84, se trouve reporté ici.

SALIES-DE-BÉARN (Foix) (1). — *Ganglions cervicaux.* — 1º Tout ganglion qui n'a pas encore suppuré n'entre pas en suppuration ;

2º Lors même que la suppuration est manifeste, la résolution s'observe très souvent, et, dans le cas où elle ne se fait pas, on n'en voit pas moins diminuer en peu de jours le volume de la glande ou des glandes enflammées. Il suffit alors de passer à travers la collection purulente un séton filiforme pour obtenir l'évacuation du pus sans exposer les enfants ou les jeunes gens à des cicatrices disgracieuses ;

3º Les ganglions ont-ils été ouverts, reste-t-il des trajets fistuleux, on ne tarde pas à voir le dégorgement s'opérer sous l'influence d'une suppuration plus abondante et de meilleure nature. La cicatrisation s'opère ensuite et il ne reste plus qu'une tuméfaction dure, constituée par la coque cellulofibreuse du ganglion détruit en totalité ou en partie. Il arrive souvent que la première cicatrice n'est pas définitive, si on la laisse se faire trop promptement, qu'elle se rouvre ou qu'une nouvelle fistule se produise à côté. Il faut donc s'assurer,

---

1. FOIX. — Indications et contre-indications de Salies-de-Béarn.

avant de laisser la plaie se fermer, qu'il n'existe plus des points ramollis ou fluctuants ;

4° Des collections purulentes ou caséeuses ramollies ont déjà été ouvertes ; l'ouverture s'est déjà cicatrisée, mais il existe encore des ganglions ou des parties de ganglions ramollis ou en voie de ramollissement. On ne tarde pas à voir sous l'influence des bains, et, au besoin, sous l'influence de douches locales filiformes, la masse ganglionnaire diminuer, quelquefois les cicatrices se rouvrir et le reste d'un ganglion en partie détruit, disparaître complètement par suppuration.

5° Enfin, lors même que tout est terminé, les cicatrices deviennent moins disgracieuses ; elles perdent leur coloration violacée caractéristique et, en partie, leur aspect difforme.

Ganglions bronchiques. — L'engorgement des ganglions bronchiques est une affection fréquente chez les enfants, surtout à la suite de certaines fièvres éruptives, telles que la rougeole et la scarlatine, et même, chez les enfants scrofuleux, à la suite de simples rhumes répétés, l'existence de la toux coqueluchoïde.

Quoi qu'il en soit, bon nombre de fois la toux coqueluchoïde, les rhumes répétés, l'essoufflement et les désordres gastriques disparaissent rapidement chez des enfants manifestement atteints de lymphadénite bronchique, à la suite de la rougeole, de la scarlatine ou tout simplement chez des enfants scrofuleux.

Ganglions abdominaux. — Chez les sujets affectés du *carreau*, les bains salés doivent être maniés avec beaucoup de prudence. Il faut éviter avant tout la diarrhée lientérique, qui survient facilement chez eux sous l'influence de l'excitation intestinale que produisent assez fréquemment les bains salés chez les enfants et les jeunes femmes.

Les bains doivent être très mitigés, au 8ᵉ, au 10ᵉ de salure; il ne faut pas dépasser ce degré avant que les eaux n'aient produit un effet diurétique bien accentué. Ce résultat obtenu, on peut monter plus hardiment, et l'on voit, grâce à ces précautions, le ventre diminuer de volume, les masses ganglionnaires devenir plus molles, plus mobiles, et enfin disparaître à moins que l'enfant ne soit trop épuisé, ou qu'il n'existe des suppurations profondes.

Les contre-indications peuvent être résumées très brièvement : nulles dans les cas d'adénite suppurée, elles ne résident que dans l'état fébrile rémittent ou pseudo-rémittent, dans les cas de l'engorgement des ganglions bronchiques ou abdominaux et dans l'albuminurie. Encore cette dernière peut-elle exister à un léger degré, continue ou intermittente, sans que les bains salés soient contre-indiqués. L'ascite accompagnant le carreau n'est pas non plus une contre-indication; elle ne tarde pas à disparaître, comme nous l'avons déjà dit, sous l'influence des bains mitigés dans la proportion voulue.

TABLE ALPHABÉTIQUE

L

Lac Majeur 93
— noir. 92
— de Côme 93
Lausanne. 94
Lauterbrunnen. 92
Lavey (Traitement des ma-
    ladies des yeux). 45
— (Traitement des adé-
    nites). 81
— (Station climatique) 94
— (Renseignements sur
    la station de) . . 219
Leloir. 1, 5, 6
Leroux (Ch). 146
Leucorrhée 73
Leysin 92
Lichen polymorphe. . . 14, 18
Lido (Sanatorium). . . . 158
Littoral (Choix du). . . 105
Livourne (Sanatorium). . 158
Loano 158
Locarno 94
Lotions d'eau de mer. . . 135
Louèche (Traitement des
    lymphatides cuta-
    nées) 15
— (Renseignements sur
    la station de) . . 232
Lucerne 94
Luchon 221
Lugano. 92
Lymphatides cutanées . . 13
— (Traitement des — à
    Aulus). 19
— (Traitement des —
    à Barèges) . . . 17
— (Traitement des —
    à Bex) 15
— (Traitement des —
    à Challes) 17
— (Traitement des —
    à Louèche) . . . 15

Lymphatides (Traitement
    des — à la mer). 15
— (Traitement des —
    à Saint-Gervais) . 18
— (Traitement des —
    à Salies-de-Béarn) 16
— (Traitement des —
    à Salins) 16
— (Traitement des —
    à Uriage) 17
— des muqueuses . . 19
Lymphatique (Tempéra-
— ment). 1
— mous, torpides. . . 6
— nerveux. 7
— (Traitement du tem-
    pérament —) . . 8
— (Ordre d'apparition
    des manifesta-
    tions) 12
— (Dermatoses). . . . 13
— (Blépharite) 41

M

Madère. 93
Maizières. 186
Majeur (Lac). 93
Maladies de la peau. . . . 13
— du nez 21
— des yeux. 38
— des oreilles . . . 52
— de la gorge. . . 65
— des organes géni-
    taux. 69
— des bronches. . . 75
— des ganglions . . 77
Malaga. 93
Manifestations lymphati-
ques (Ordre d'apparition
des). 12
Margate (Sanatorium). . 158
Méditerranée (Analyse des
eaux mères de la —). . 137

PRINCIPAUX OUVRAGES DES AUTEURS

EN COLLABORATION

Archives générales d'Hydrologie, de Climatologie et de Balnéothérapie, publiées sous la direction scientifique de MM. Albert Robin, directeur, Lécorché, Labadie-Lagrave, Constantin Paul. *Rédacteur en chef*, Paul Rodet.

Les Eaux de Table. In-18, 300 pages. Paris, 1895.

OUVRAGES DE M. CONSTANTIN PAUL

Essai sur l'intoxication lente par les préparations de plomb, de son influence sur le produit de la conception. Thèse inaugurale 1861. Récompensée par l'Académie des sciences.

De l'antagonisme en pathologie et en thérapeutique. Thèse pour l'agrégation 1866.

De l'action thérapeutique des sulfites et des hyposulfites. Les débuts de l'antisepsie, 1865.

Traité de Matière médicale de thérapeutique (avec Trousseau et Pidoux). 8e et 9e édition, 1867-1875.

Diagnostic et traitement des maladies du cœur. 1re édition, 1883. Prix Monthyon. Académie des sciences, 1884. Prix Chateauvillard à la Faculté de médecine, 1885. 2e édition 1887.

De la transfusion nerveuse. Académie de médecine, 16 mars 1892.

OUVRAGES DE M. PAUL RODET

Manuel de thérapeutique et de pharmacologie. In-18, 750 pages. Paris, Steinheil.

Traité de la goutte, par Dyce Duckworth, traduction française. Paris, F. Alcan, 1892.

Traité des Maladies du foie, par Georges Harley, traduction française. Paris, G. Carré, 1891.

Des climats et des stations climatiques, par Hermann Weber, traduction française in-8. Sociétés d'éditions scientifiques, 1891.

Les Médecins à Pougues aux xve, xvie, xviie siècles. In-8, Paris. Lemerre, 1887. (Récompensé par l'Académie de Medecine.)

De la Cholécystotomie et de la Cholécystectomie. (Mémoire récompensé par l'Académie de Médecine. Prix Amussat.)

Bactériologie des eaux minérales. Mémoire récompensé par l'Académie de Médecine. Médaille d'or.

Nouvel appareil de douche à jets parallèles applicable aux maladies de la moelle.

28 370. — Imprimerie Lahure, rue de Fleurus, 9, à Paris.

Bulletin

DES

Annonces.

OVULES CHAUMEL
à la Glycérine solidifiée

à tous médicaments et suivant toutes formules sur prescription médicale.

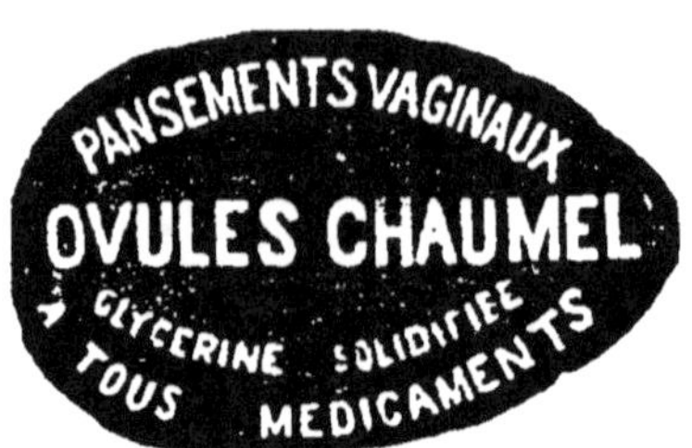

Ils constituent la forme de pessaires médicamenteux la plus commode à employer et la plus efficace pour l'application des topiques dans la cavité vaginale et sur le col de l'utérus.

Tous les médecins qui en font usage les préfèrent de beaucoup aux pessaires de beurre de cacao, aux tampons, aux sachets. glycérés, etc., sur lesquels ils présentent les avantages suivants :

1° Introduction facile en raison de la souplesse de l'ovule ;

2° Grâce à sa composition homogène, l'ovule subit une fusion lente et complète (8 à 10 heures), et les principes médicamenteux qu'il contient agissent d'une façon régulière et continue ;

3° Action osmotique et décongestive de la glycérine.

Prescrire : OVULES CHAUMEL

Les **CRAYONS CHAUMEL** et les **SUPPOSITOIRES CHAUMEL** sont aussi très employés dans le traitement des affections utérines.

DÉTAIL : Pharmacie CHAUMEL, 87, Rue Lafayette.

GROS :

FUMOUZE - ALBESPEYRES, 78, Faubourg Saint-Denis

← PARIS →

F. VIGIER

PHARMACIEN DE Iᵐᵉ CLASSE, LAURÉAT DES HOPITAUX ET DE L'ÉCOLE
DE PHARMACIE DE PARIS

12, BOULEVARD BONNE-NOUVELLE — PARIS

SACCHAROLE DE QUINQUINA VIGIER. — Tonique, re-
constituant, fébrifuge, renfermant tous les principes de
l'écorce. — *Dose* : 1 a 2 cuillerées à café par jour, dans une
cuillerée de potage, eau, vin.
Prix du flacon représentant *20 grammes d'extrait* : 3 fr.
**PILULES RHEO-FERREES VIGIER, SPECIALES CONTRE
LA CONSTIPATION** — Laxatives, n'affaiblissant pas
même par un usage prolongé, dans le cas de *constipation
opiniâtre*. — *Dose* : 1 a 2 pilules au dîner
HUILE VIERGE DE FOIE DE MORUE DE VIGIER. — Qualité extra, riche en alcaloïdes : phosphore, iode — Assimila-
tion facile, rapide et complète
HYDRATE D'AMYLÈNE VIGIER contre l'épilepsie et les
affections nerveuses spasmodiques. — *Dose* : 2 a 6 cuille-
rées à bouche par jour. Administrer cet élixir de préfé
rence dans la soirée.
CAPSULES D'ICHTHYOL VIGIER a 25 centigrammes. —
Dose: 4 à 8 par jour, dans les maladies de la peau. — **OVULES
D'ICHTHYOL VIGIER**, employés en gynécologie
**EMFLATRES CAOUTCHOUTÉS VIGIER, TRÈS ADHE-
SIFS, NON IRRITANTS — EPITHÈMES ANTISEPTIQUES
VIGIER** — Remplacent les *Emplâtres*, *Mousselines-
Emplâtres de Unna*, *Sparadraps*, *Onguents*, *Pommades*. —
Les principaux sont : Vigo, rouge de Vidal, oxyde de zinc,
boriqué, ichthyol, salicylé, huile de foie de morue créosotée
ou phéniquée, etc — Nous recommandons tout spécialement
a Messieurs les Chirurgiens notre Sparadrap caoutchouté
simple, très adhésif, non irritant, aseptique, inaltérable, et
les bandes caoutchoutées.
**SAVONS ANTISEPTIQUES VIGIER, hygiéniques, médi-
camenteux** — Préparés avec des pâtes neutres, ils com-
plètent le traitement des maladies de la peau.
TRAITEMENT DE LA TUBERCULOSE par le **CARBONATE
DE GAIACOL VIGIER** en capsules de 10 centigrammes. —
Dose : 2 à 6 capsules par jour.
MANGANI-FER VIGIER contre l'anémie, la chlorose, etc.
— Le *mangani-fer Vigier* est un *saccharate de manganèse
et de fer en dissolution*, d'un goût agréable, *extrêmement
assimilable, fortifiant par excellence, ne constipe pas, ne
noircit pas les dents*. — *Dose* : 1 cuillerée à soupe au moment
des repas.